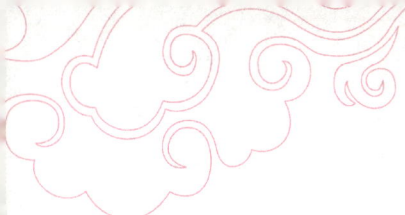

针道

——节针

焦顺发 著

中国中医药出版社

·北 京·

图书在版编目（CIP）数据

针道．节针/焦顺发著．-- 北京：中国中医药出版社，2019.8

ISBN 978 - 7 - 5132 - 5582 - 0

Ⅰ．①针…　Ⅱ．①焦…　Ⅲ．①针灸疗法

Ⅳ．① R245

中国版本图书馆 CIP 数据核字（2019）第 087858 号

中国中医药出版社出版

北京经济技术开发区科创十三街 31 号院二区 8 号楼

邮政编码　100176

传真　010-64405750

河北省武强县画业有限责任公司印刷

各地新华书店经销

开本 787×1092　1/16　印张 12.5　彩插 0.25　字数 194 千字

2019 年 8 月第 1 版　2019 年 8 月第 1 次印刷

书号　ISBN 978 - 7 - 5132 - 5582 - 0

定价　75.00 元

网址　www.cptcm.com

社 长 热 线　010-64405720

购 书 热 线　010-89535836

维 权 打 假　010-64405753

微信服务号　zgzyycbs

微商城网址　https：//kdt.im/LIdUGr

官 方 微 博　http：//e.weibo.com/cptcm

天猫旗舰店网址　https：//zgzyycbs.tmall.com

如有印装质量问题请与本社出版部联系（010-64405510）

导言：八旬医者　医行天下

（中央电视台"中国品牌日特别关注行动"）

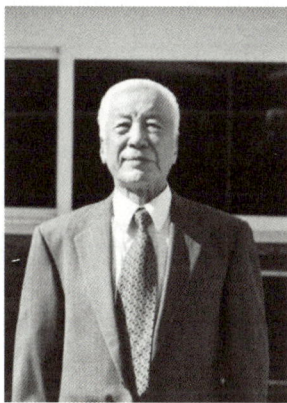

焦顺发先生生活照

康有为曾经提出中国画不能再默守成规，应该学习西方的写实主义，进行中西方融合，大胆创新。徐悲鸿敢为人类叩问苍天，提出了中国画改良论，其画的马至今前无古人、后无来者。今日，焦顺发先生亦是如此，进行中医与西医结合创新，开创中医针灸理论。

他是一位八旬老者、焦氏头针的开创者，如今依然奔走于世界各地传播中医文化，其发明的节针疗法在世界针灸界影响巨大，他是中国中医的"传承人"。

1. "下乡期间"开创头针

焦顺发原是一个西医医生，用他的话说，他是用手术刀治病的，在他下乡的那段时间才开始对针灸的研究。1971 年，焦老成功开创了焦氏头针。因为有着西医的基础，又有实践效果，所以他当时在业内名声大噪。

从头针发明到对经络的阐述破解，再到对针灸的理论创新，焦老说这些都是从传统中医中总结出来的，不是他发明的。他在用自己的才华和汗水为中国医学的创新发展不断做出杰出的贡献，这是一般人难以企及的。随着时间的推移，这些价值将会愈显重大。中医要继承、要发扬光大，走向世界，要靠理论创新。

我不止一次问焦老，这个年龄了为何还要这样奔波？焦老始终没有正面回答过我这个问题。最近一次见焦老是正在他筹备世界头针专业委员会期间，这个老人一直在路上。记得华罗庚先生曾说过："戒之以空，戒之以松，惟愿一生，以实为终。"也许这就是那个年代的奋斗精神，今天，"一带一路"建设发展了中医外交文化自信，焦老用他的实际行动在践行着这一中国梦。

　　自 2017 年 5 月 10 日 "中国品牌日" 设立以来，中央电视台启动特别关注行动，目的是关注自主品牌、讲好品牌故事。焦老创立的焦氏头针是中国针灸重要的分支之一，他常年旅居国外，在世界各地传播中国中医文化。因此，央视特别关注行动甄选焦氏针灸为首个 "中国品牌日" 特别关注品牌，同时介于焦老在中医领域所做出的贡献，特别授予焦顺发先生终身荣誉，这也是央视特别关注行动启动以来授予的第一个终身荣誉。

　　焦顺发先生的头针和节针是中医针灸领域非常有代表性的两种针法，有很完善的理论基础，在实践中效果也十分显著。央视特别关注将持续关注，用影像记录焦老的故事。

白丁

自 序

1971 年 3 月 18 日，笔者发明的"头针"问世。"头针"的出现，开创了在头部针刺治疗脑病的先河，开启了在人体以节段性支配规律选"会"（气穴）治病的新时代。

经研究发现，早在上古时期，中国古代医家已经开始针刺"神、机、经"治病，3000 年前发现了人体的"经络""筋络""脑筋"，并针刺"三百六十五会"（气穴）治病。

中国古代医家对"节"字有特殊的用法和认定，认为位于躯体四肢的"筋"都属于"节"。《素问·五脏生成》中"诸髓者皆属于脑，诸筋者皆属于节"即是佐证。

"节"通过交叉形成 365 个"会"，《灵枢·小针解》中"节之交，三百六十五会者"即是佐证。

之后医家发现，"节"能使"神气"自由出入。如《针灸甲乙经·针道第四》说："节之交，凡三百六十五会。知其要者，一言而终。不知其要者，流散无穷。所言节者，神气之所游行出入也，非皮肉筋骨也。"

由此可知，"节"不仅是躯体四肢"筋"与"髓"连接的桥梁，更是"神之气"自由出入的通道。"脑筋"也由此演变成了"脑神筋"。因"脑神筋"结构完整，并能使"神之气"自由出入，故笔者特命名为"脑神筋系统"。

除此之外，医家们在临床中广泛深入研究，总结出穴位主治功能和"募穴""背俞穴""四海""四街"等，并根据节段性支配规律，选"会"（气穴）治病的经验。

鉴于上述成果和经验，为了弘扬"节"文化和据人体节段性选"会"治病，笔者特称"节针"。

焦顺发

2016 年 7 月 17 日于北京

目　录

第一章　脑神筋（经）系统

早在上古时期，中国医家就创用针刺"神、机、经"治病，后经过长时间深入研究，发现了"脑神经""脑经络""脑经脉"的主要结构和"脑神筋系统"。遗憾的是，因后代医学家错解经文，深陷迷茫，直到现在对该结构和系统的理解仍然支离破碎。

笔者破解真意，挖掘、整理，使其成为结构完整、功能独特的"脑神筋（经）"系统，现论述于后。

第一节　探索"神、机、经、经络、经脉"

两千多年前，中国医家针刺"神、机、经"治病的经验已经浓缩在汉字中，沉淀于经典医著。《针灸甲乙经》"新校正黄帝针灸甲乙经"序中"《黄帝内经》十八卷，《针经》三卷，最出远古"即是佐证。

《针经》三卷虽然失传了，但其内容已经沉淀于经典医著。

《灵枢·九针十二原》曰："粗守形，上守神。神乎神，客在门。未睹其疾，恶知其原。刺之微，在速迟。"

这段经文医家曾有不同解读，其中《灵枢·小针解》的影响最大，其曰："粗守形者，守刺法也。上守神者，守人之血气有余不足，可补泻也。神客者，正邪共会也。神者，正气也。客者，邪气也。在门者，邪循正气之所出入也。未睹其疾者，先知邪正何经之疾也。恶知其原者，先知何经之病，所取之处也。刺之微，在数迟者，徐疾之意也。"

有学者认为："粗守形"是指技术粗浅的医生只懂得机械地拘守刺法。"上守神"是指技术高明的医生能辨别病者的血气虚实，作为补泻的根据。"神客"是正气与邪气互相干扰。"神"是人体的正气。"客"是致病的邪气。"在门"是说邪气随着人体正气虚弱的所在而出入。"未睹其疾"是说应先了解邪正盛衰情况及属于哪一经的疾病。"恶知其原"是说应先了解哪一经得病及应当取穴的部位。"刺之微，在数迟"是说针刺手法应该掌握快慢的技巧。（见南京中医学院中医系编著《黄帝内经灵枢译释》，上海科学技术出版社 1986 年出版）

上述对《灵枢·小针解》的解读使该段经文之意变成了低劣的医师仅注意刺法，而高明的医师据人体血气的虚实（盛衰）决定补泻方法，由此使中国针刺"神"治病消亡在其中。

笔者认为："粗守形，上守神"是说低劣的医师只知道针刺"形"治病，而高明的医师则知道在"形"中针刺"神"治病。"神乎神，客在门"是说"神"非常神奇，就像尊贵的客人位于"形"之中。"未睹其疾，恶知其原"是说没有看见疾病，怎能知道发病的根源。说明针刺"神"是为了治病。"刺之微，在速迟"是说"神"可被针刺中，医师针刺神，只有时间长短之别。

笔者的解读不仅肯定了针刺"神"治病，而且牢牢将中医针刺"神"治病锁定在上古时期。

《灵枢·九针十二原》曰："粗守关，上守机。机之动，不离其空。空中之机，清静而微，其来不可逢，其往不可追。知机之道，不可挂以发；不知机道，扣之不发。知其往来，要与之期，粗之暗乎！妙哉！工独有之。"

《灵枢·小针解》曰："粗守关者，守四肢而不知血气正邪之往来也。上守机者，知守气也。机之动，不离其空中者，知气之虚实，用针之徐疾也。空中之机，清静以微者，针以得气，密意守气勿失也。其来不可逢者，气盛不可补也。其往不可追者，气虚不可泻也。不可挂以发者，言气易失也。扣之不发者，言不知补泻之意也，血气已尽而气不下也。知其往来者，知气之逆顺盛虚也。要与之期者，知气之可取之时也。粗之暗者，冥冥不知气之微密也。妙哉！工独有之者，尽知针意也。"后人解释上述文字之意时，亦使该段经文变得悬疑叠起，神秘莫测。

笔者认为："粗守关，上守机"是说低劣的医师只知道针刺"穴位"治病，而高明的医师则知道在"穴位"中刺"机"治病。"机之动，不离其空"是说"机"的活动，始终不离开它的空间。"空中之机，清静而微"是在机的空间（范围），肉眼看是比较清静的，仅有微微之动。"其来不可逢，其往不可追"是说其内部传递着出入往来的信息，而且主观没有什么感觉，也不能控制。"知机之道者，不可挂以发"是说知道机的要害，在针刺时才能不差分毫。"不知机道，扣之不发"，其意是如果不知道机的要害，刺了也等于没刺。"知其往来，要与之期"是说知道机的来龙去脉，就能达到预期目的。"粗之暗者，冥冥不知气之微密也。妙哉！工独有之者，尽知针意也"是说低劣的医师什么也看不见（不知道），只有高明的医师才能知道这一切。

由此而知，中国古代医学家早在五千年前即行尸解等特殊研究，发现了位于穴位中的"机"。虽然从外表上看是清静的，仅有微微之动，但内部快速出入，主观上不能控制，令人震惊。

《针灸甲乙经·针道第四》曰："形乎形，目瞑瞑。扪其所痛，索之于经，慧然在前；按之弗得，不知其情，故曰形。"

"形乎形，目瞑瞑"是说"形"从表面上什么也看不见。"扪其所痛，索之于经，慧然在前"是说在"形"中用手指按压时患者感到疼痛，且能摸到条索状、略有弹性之物，"形"是什么，当然就在眼前了。"按之弗得，不知其情，故曰形"是说用手按压，什么也没有得到，不知道情况，只能说"形"。

此段经文证明在"形"中针刺的"神"，是被手按压有疼痛感而且能摸到条索状、略有弹性之物，特称其为"经"。这就是中国医家针刺"神、经"治病的开端。

此处的"神经"二字，不仅是医学最早的文字记载，而且是中国医家针刺"神、经"治病的直接证据。

在两千年后的今天，"神经"二字依然像参天大树一样屹立在世界医林之中。西医学中描述的"神经"二字与中国上古时期针刺治病的"神经"二字一模一样，丝毫不差。中医学中描述的"经"是用手指按压有疼痛感，能摸到条索状、略有弹性之物，西医学中的"躯体四肢神经"也有这些特征。任何人都可按压，随时验证。

之后，医学家们发现，刺中"经"可出现"气至"，特称"经气至"。《素问·针解》中的"经气以至"即是佐证。

"经气至"就是将针刺在经上，患者突然出现酸、麻、胀、痛、抽等异常感觉。这是中国医家针刺"神经"的铁证，到几千年后的今天还在传承、弘扬。

据西医学记载，刺激"神经"是在 1751 年，意大利的科学家 Luigi Calvani 和德国生物学家 Emil du Bois-Reymond。二人经试验证明，神经受到电刺激时会引起肌肉颤动。由此可知，中国医家针刺"神经"比外国医家用电刺激"神经"早数千年。

《汉书·艺文志·方技略》曰："医经者，原人血脉、经络、骨髓、阴阳、表里，以起百病之本，死生之分……"（见周海平、申洪砚编著《〈黄帝内经〉书名与成书年代考证》，中医古籍出版社 2009 年出版）

该段经文之意是，《医经》认为，原来人的血脉、经络、骨髓即是人体重要的结构，损害后发现功能障碍，可引起多种疾病，严重者可导致死亡。

该段经文的出现，开创了"血脉、经络、骨髓"时代。

"血脉"指人体的"血液"和"脉"。

"经络"指人体的"经"和"络"。"络"指"网络"状。中国古代医学家们早在数千年前就发现人体的"经"是"网络"状的，简称"经络"。直到当今，"经络"二字依然像出水的荷花一样亭亭玉立在世界医林。笔者认为，西医学中描述的"神经"就是中国古代医学家们描述的"经络"。两者都是"网络"状的。有些人认为"神经"很现代、很时尚，却不知中国古代医学家们早在上古时期就针刺"神、经"治病。

"骨髓"指位于骨腔中的髓。骨腔指脊椎管和颅腔。古代医家在尸解时发现了脊椎管和颅腔内的胶状物质，特称"骨髓"。此时，虽然"经络"和"骨髓"还没有连成系统，但医学家们已经知道"血脉""经络""骨髓"是生百病、决死生的重要组织结构。

中医学中的"阴阳""表里"不是具体物质，特指"血脉、经络、骨髓"平衡、协调才能健康，不然就要得病或死亡。后来，"血脉"发展成"心血脉系统"。《素问·五脏生成》有"心之合脉也""诸血者皆属于心"之说。心是脉合成的，全身的血都属于心，故"心血脉"是一个系统。"经络、骨髓"本应也是一个系统，因后代医学家们解读有误，使其支离破碎，在历史的长河中变异、发展。有人称"经络"为"经脉"，后来"经脉"被广泛使用和研究。《黄帝三部针灸甲乙经》序"《九卷》原本经脉，其意深奥，不易觉也"即佐证。

后来，医学家们尸解不同时期的胚胎才有了重大发现。

《灵枢·经脉》曰："人始生，先成精，精成而脑髓生。"

"人始生，先成精"是说人开始形成时，先形成受精卵，特称"精"。

"精成而脑髓生"是说受精卵形成后，很快形成脑和脊髓的胚胎。这也是中医学家们从"骨髓"到"脑髓"认识的转变。西医学研究证明，人脊髓和脑的胚胎在妇女怀孕第 3 周开始发育，到第 8 周已形成，两者结论类同。

《灵枢·经脉》记载："骨为干，脉为营，筋为刚，肉为墙，皮肤坚而毛发长。"其意指胚胎形成后在躯体四肢主要有骨、脉、筋、肉和皮肤 5 种组织和功能。

"骨为干"是说骨为人的支架，没有骨人就不能成形。"脉为营"是说脉管里的血能营养全身。"筋为刚"是说筋能使人的躯体四肢变得坚强有力，"刚"有坚强之意。"肉为墙"是说肉为躯体四肢的墙。"皮肤坚而毛发长"是说皮肤坚韧而且有长发。

这段经文出现后，医学家们对位于躯体四肢的五种组织分别开展了针刺治疗、疗效观察等，尤其对"筋"和脑髓的关系进行了深入研究。

《素问·六元正纪大论》曰："民病血溢，筋络拘强，关节不利，身重筋痿。""民病血溢"是说民众得了脑溢血。本句话是说脑溢血后出现"筋络拘强，关节不利，身重筋痿"，证明躯体四肢的筋与脑有特殊关系。经文中的"筋络"二字，表明"筋"是"网络"状的。这个发现和描记开创了"筋络"时代。

《素问·长刺节论》曰："病在筋，筋挛节痛，不可以行，名曰筋痹。刺筋上为故，刺分肉间，不可中骨也。针（病）起筋灵病已止。"该段经文之意是说，筋患病时出现筋挛节痛，不可以行，称为筋痹。用针刺筋，筋病就可以痊愈。

后来出现了"十二筋"，但仍然没有和脑髓直接连成系统。因这段经文中在躯体四肢仅有骨、脉、筋、肉、皮 5 种组织，没有神、经、经络、经脉，故各派从不同角度开始进行研究。

"神、经、经络"派发现，比"经"大的称"大经"，《灵枢·癫狂》曰："刺项大经之大杼脉。"句中的"大经"即是佐证。比"大经"大、进入脊椎管者称"奇经"。《素问·骨空论》王冰注解督脉时说的"督脉，亦奇经也"即是佐证。

"经脉"派深入研究发现，人体的"经脉"由出入之"物"形成的"会"组成，特称"逆顺出入之会"。在脊椎管内的物质称"督脉"，是统督全身的"经脉"。

有人还称脊髓为"经络之海"。《灵枢·五音无味》中"冲脉、任脉，皆起于胞中，上循背里（背骨之里），为经络之海"即是佐证。

《灵枢·海论》曰"脑为髓之海"，是说脑为脊髓之海。此论不仅将脊骨空里的髓与脑连接在一起，而且肯定了脑为脊髓之海。

《素问·移精变气论》曰："得神者昌，失神者亡。"经文中的"神"指人的"神志"（意识）。人的神志清醒（意识清楚）就能活，反之则死亡。

《素问·汤液醪醴论》曰："故神去之而病不愈也。"经文之意是说人患病后失去了"神"，就不能治愈。此处的"神"特指"神志"（意识）。

此时，中医学家已经清晰地知道，位于躯体四肢的"神"也称"经""经络""经脉"，靠近脊椎管交叉的"经"称"大经"，进入脊椎管内的称"督脉、奇经、经络之海"，脑是脊椎管里髓之海。

脑部病损出现意识不清，称"失神"，西医学称"神志不清"。脑部功能正常，神志清醒时称"得神"，西医学称"神志清楚"。

此时，如能沿着这个方向继续研究，很快就能发现"脑神经系统""脑经络系统""脑经脉系统"，但因在躯体四肢出现了"筋"字，使得很多医学家开始深入细致地研究"脑髓"和"筋"的关系。

第二节　探索"脑神筋系统"

一、"脑筋"的问世

大约在 3500 年前，"脑筋"二字已经问世。《素问·五脏生成》曰："诸髓者皆属于脑，诸筋者皆属于节。"遗憾的是，后来王冰在注解时说："筋气之坚结者，皆络于骨节之间也。"即"脑是精髓汇聚的地方，全身的精髓都与脑相关联"；"所有的关节，都是靠筋来连结的，所以全身的筋都与关节有联系"（见王洪图主编《黄帝内经素问·白话解》，人民卫生出版社 2004 年出版）。这种解读将"脑筋"二字再次撕裂成"脑"和"关节"。

笔者认为，"诸髓者皆属于脑"即脊髓的诸节段皆属于脑，"诸筋者皆属于节"即位于躯体四肢的"筋"皆属于节。"节"不是指"关节"，而是位于"髓"（脊髓）旁的"细丝"。躯体四肢的"筋"通过髓旁的"细丝"，与髓和脑连接形成了"脑筋"。由此而知，"脑筋"的形成"节"是关键，也是核心连接点。没有"节"就不能形成"脑筋"。

"脑筋"的出现是中国针刺治病的一件大事，也是破天荒的大发现。"脑筋"二字，不仅是"脑神筋"系统的雏形，而且为认识经络、经脉奠定了基础。

"脑筋"不仅在中医界是耳熟能详之词，其他业界的人也很熟悉。如人们常说"脑筋好使""脑筋灵活""用脑筋""老脑筋""死脑筋""脑筋不会拐弯""脑筋不灵活""一根筋""伤筋动骨""强筋壮骨"等。武术界，人们在练功时常说"拉筋""拔筋""展筋""揉筋"等，现在传承的还有"洗髓经""易筋经""点穴擒拿术"等。

二、节之交，三百六十五会

在躯体四肢的"筋"中，有位于髓旁的"节"（细丝）交叉形成的"三百六十五会"。

《灵枢·小针解》专门解读了"节之交，三百六十五会"，其曰："节之交，三百六十五会者，络脉之渗灌诸节者也。"

有学者解释"节之交，三百六十五会"，认为是由络脉渗灌血气于周身百节的穴位（见南京中医学院中医系编著《黄帝内经灵枢译释》，上海科学技术出版社1986年出版）。此解违背了经文的本意，使"节之交，三百六十五会"变得迷茫、离奇。

笔者认为，"节之交，三百六十五会"是"节"通过多次交叉，形成了躯体四肢的365个针刺点直下的"会"。"节"只能是位于髓旁的"细丝"，才能多次交叉，形成躯体四肢的"三百六十五会"，反之则不然。

"节之交，三百六十五会"的出现使我们知道，"脑筋"在躯体四肢的"筋"有特殊的结构特征。

"节"是躯体四肢"筋"所属的部位，"节"又交叉形成了"三百六十五会"，证明每一个"会"都是由"筋"交叉而形成的。由此可知，针刺"三百六十五会"，就是针刺"筋"治病。

早在3000年前，医家通过尸解等证实，位于髓旁的"节"（细丝）通过交叉形成了躯体四肢的365个"会"。这种表述尽管只是概述位于躯体四肢的"筋"通过髓旁的"节"（细丝）交叉形成结构特征，但是人们对于"机"和"经脉"的认识又向前迈进了一大步。

在那个古老的年代，针刺"脑筋"的节之交形成的"会"治病，因疗效神奇而广为流传，即便在公元前的《希波克拉底文集》（Hippocrates，希波克拉底，公元前460—前370年，西方医学之父）中也无此记载。

三、"节"能令"神气"自由传递出入信息

"脑筋"中的"节"能使"神气"自由传递出入信息。后代医家冲破《灵枢·小针解》的解读，深究"节之交，三百六十五会"，大约到公元之初又有了重大突破和发现。

《针经》曰："所谓节之交，三百六十五会，皆神气出入游行之所，非骨节也。"

（见《素问·调经论》王冰注解）这次王冰立了大功。要不是其注解，这段经文将永不见天日，因为写《甲乙经》参考的《针经》已经失传。

笔者认为，"神气"特指上古时期针刺治病的"神"之气。"出入游行"特指自由出入。因此，"脑筋"中的"三百六十五会"能使"神"之气自由出入。

《针经》的这段经文似历史的金钉，将中医学家发现的"神之气"在躯体四肢的"三百六十五会"中"自由出入"的功能牢牢锁定在《针经》（公元之初）时代。

《灵枢·九针十二原》曰："节之交，三百六十五会。知其要者，一言而终：不知其要，流散无穷。所言节者，神气之所游行出入也，非皮肉筋骨也。"有学者解释："人体关节等部交接之处的间隙，共有三百六十五个会合处。懂得并掌握了这些要领，甚至一句话就可以讲明白；不懂得这些要领，就会漫无系统，对这些腧穴就不易掌握了。这里所说的节，是脉气所流行出入的地方，并不是指皮肉筋骨的局部。"（见南京中医学院中医系编著《黄帝内经灵枢译释》，上海科学技术出版社1986年出版）此解使经文原意深陷迷茫。

笔者认为，"节之交，三百六十五会"是脊髓旁的"细丝"，交叉形成三百六十五"会"。"知其要者，一言而终；不知其要，流散无穷"，是说"节之交，三百六十五会"很难懂。知道要害者，一句话就能说清；不知道要害者，就会漫无边际地乱说。"所言节者，神气之所游行出入也，非皮肉筋骨也"，是说所谓"节"，是能使"神"之气自由出（运动）入（感觉）之处，而不是皮肉筋骨。

这又是一个重大突破。在公元之初，中国医学家们就发现"脑筋"中的"节"能使"神"之气自由出入，由此也使"脑筋"演变成了"脑神筋"。

至此，"脑神筋"已有完整的结构，其"节"又能使"神之气"自由出入，故笔者将其命名其为"脑神筋"系统。

同时代著名的西医学家盖伦（Galen）（130—200）在切开羊脑后，发现脑是空的，在这些空心的腔室中有液体。他认为感知被大脑所记录，运动被大脑所启动，都是由液体通过神经到达脑室和离开脑室而实现的。他的这种观点一直延续了近1500年。1751年，《电的实验和观察》一书中提出了"神经电缆"论。后来，意大利科学家 Luigi Calvani 和德国生物学家 Emil du Bois –Reymond 证明，神经受到电刺激时会引起肌肉颤动，同时脑本身也可产生电流。这些发现最终取代了盖伦"神经通过液体的流动而与脑联系"的观点。大约在 1810 年，Bell 发现切断脊神经腹根，可引起相关肌肉麻痹。随后 Magendie 证实，背根（后根）可将感觉信息传入脊髓。因此他们推测，脊神经根丝分别传递运动和感觉信息。

这些资料证明，中国医学家们发现脊髓旁的细丝（节）传递出（运动）入（感觉）信息比外国人早 1600 多年。

至此大家就明白了，在那个古老的年代，中国医学家们发现了"脑神筋"系统，并针刺位于髓旁的节交叉后形成的"会"治病。因后代医学家们解读有误，使其支离破碎，消失在历史的长河中。笔者破解经文真意，深入挖掘，使其重新复活。

第三节　对接、融合成"脑神经系统""脑经络系统""脑经脉系统"

中国医家最早探知"机"内部有"来、往"。后来知道"经脉"是逆顺出入之"物"组成的"会"，简称"逆顺出入之会"，并发现了"髓""脑""督脉"等，但无法将它们连接在一起。笔者根据经文的真意，认为神、经、经络、经脉进入脊椎管内，与脊髓和脑连接，这样就形成了"脑神经""脑经络""脑经脉"的主要结构和功能。

"脑神筋系统"的形成，由"节"使脑和筋连接成一体，简称"脑筋"。同时，也使脑和神经、经络、经脉连在了一起，形成各系统的基本框架。

"节之交三百六十五会"的出现，不仅说明"筋"交叉形成了"三百六十五会"，而且证实"机"的"其来不可逢，其往不可追"、"经脉"的"逆顺出入之会"，皆是髓旁的"节"交叉后形成 365 个"会"。针刺"节之交三百六十五会"治病，即是针刺神、机、经、筋、经络、经脉治病。

公元之初，中国医家发现位于脊髓旁的细丝（节）使"神"之气自由出入。其不仅证明位于髓旁的"细丝"（节）是躯体四肢"筋"的自由出入，同时也证实了

"机"的"其来不可逢，其往不可追"。"经脉"的"逆顺出入之会"、"督脉"统督全身的经脉，皆是通过髓旁的"节"自由出入的。

将这些知识无缝对接、融合就形成了"脑神经系统""脑经络系统""脑经脉系统"。

"神之气"也称"经之气"，针刺的"神、经"也称"筋"，故"脑神筋系统"也称"脑神经系统""脑经络系统""脑经脉系统"。概括起来总称"脑神筋（经）系统"。

第四节　小议"脑神筋（经）系统"

笔者描记的"脑神筋（经）系统"，完全由针灸经典医著中相关经文的真意组成，有完整的结构和功能。每一句经文都是时代的符号，并进行无缝对接和融合，有些即是历史的再现。

"脑神筋（经）系统"是中国针灸学的精髓和核心，也是针灸学家们大智慧的结晶。其中的每一个字都是中国针灸学家们用生命和智慧凝聚而成的无价之宝。它们就像历史的丰碑，清晰铭刻着"脑神筋（经）系统"的沉浮和变迁。

"脑神筋（经）系统"的复活，使中国针刺治病有了科学理论体系。

第二章 节之会（气穴）

节之会（气穴）是"脑神筋（经）系统"的重要组成部分。

中国医学家们早在先秦时期经尸解等证明，每个气穴中都分布着由"髓旁之节"多次交叉形成的"会"，并用"节之交，三百六十五会"表述。之后，针灸医家对"节之会（气穴）"进行研究并使用了几千年。每个"节之会（气穴）"都有明确的定位和治疗某些（种）病症的功能。笔者越学越感其奥妙，越用越知道其疗效神奇。

"节之会"也称"气穴"，全身的气穴分头颈部、肩及上肢部、胸背部、上腹及背部、下腹及背部、下肢部，共344个气穴。

第一节　头颈部

头颈部气穴共67个。

一、头区

头区共26个气穴，包括4条线及1个区：①正中线。②正中旁线。③侧线。④外侧线。⑤颞前额后下区。

1. 神庭

名义：该名是根据其对神有关的病症有显著疗效而定的。因患脑病时可引起神志障碍、意识不清等，针刺该部位能够获得疗效，形容该部位作用大，故名"神庭"。

体位：坐位。

位置：在前额发际（发际不明者，在眉间上 7cm 处）。《针灸甲乙经》："在发际直鼻，督脉。"

方向：直刺。

深度：1cm。

反应：局部抽麻。

神经：分布着三叉神经第 1 支之额支。

主治：神志不清、嗜睡、前头痛、结膜炎、鼻炎、鼻出血等。

2. 上星

名义：针刺该部位，对神有关的病症疗效显著。形容该部位似天上星星，明亮发光，特命名"上星"。

体位：坐位。

位置：在神庭直上 2cm。《针灸甲乙经》："在颅上，直鼻中央，入发际一寸陷者中。"

方向：直刺。

深度：1cm。

反应：局部抽麻。

神经：分布着三叉神经第 1 支之额支。

主治：小儿癫痫、前头痛、结膜炎、鼻炎、鼻出血、青光眼等。

3. 囟会

名义：囟会位于上星后 1 寸骨间陷者中，正位于前囟的部位。说明囟会之名是根据前囟而定的。

体位：坐位、卧位。

位置：在正中线上，位于上星穴后 2.5cm。《针灸甲乙经》："在上星后一寸骨间陷者中。"

方向：直刺（小儿在 1 岁半以前，前囟未闭合时应禁刺，防止误刺入脑）。

深度：1cm。

反应：局部抽麻。

神经：分布着三叉神经第 1 支之额支。

主治：前头痛、癫痫、幻觉、妄想、结膜炎、鼻炎、青光眼等。

4. 前顶

名义：古人将头顶部分为顶前部和顶后部，该气穴位于顶前部，故名"前顶"。

体位：坐位。

位置：在正中线上，位于囟会穴后 3.5cm。《针灸甲乙经》："在囟会后一寸五分，骨间陷者中。"

方向：直刺。

深度：1cm。

反应：局部抽麻。

神经：分布着三叉神经第 1 支之额支。

主治：癫痫、头顶痛等。

5. 百会

名义：该气穴名是根据其对多种病症有显著疗效而定的。针刺该部位能治疗多种病症，全身多条经脉必然与其有关，故名"百会"。

体位：坐位或卧位。

位置：在正中线上，位于前顶穴直后 3.5cm。《针灸甲乙经》："在前顶后一寸五分，顶中央旋毛中陷，可容指。"

方向：直刺，可向四周斜刺。

深度：直刺 1cm，斜刺 2 ～ 3cm。

反应：局部抽麻。

神经：分布着三叉神经第 1 支之额支及枕大神经分支。

主治：昏迷、中风、癫痫、失眠、小儿夜尿、皮层性排尿障碍、阳痿、遗精、脱肛等。

6. 后顶

名义：古人将头顶分为顶前部和顶后部，该气穴位于顶后部，故名"后顶"。

体位：坐位。

位置：在正中线上，位于百会穴后4.5cm。《针灸甲乙经》："在百会后一寸五分，枕骨上。"

方向：直刺，可前后斜刺。

深度：1cm，斜刺2～3cm。

反应：局部抽麻。

神经：分布着枕大神经、耳颞神经。

主治：昏迷、中风、癫痫、小儿夜尿、皮层性排尿障碍、阳痿、遗精等。

7. 强间

名义：该气穴名是根据其对某些病症有显著疗效而定的。强，指健壮、有力、好之意；间，指空间、期间等。"强间"的直意是好的空间。此处"强间"的真正含义是治疗某些病症的好部位。

体位：坐位。

位置：在正中线上，位于后顶穴后4.5cm。《针灸甲乙经》："在后顶后一寸五分。"

方向：直刺。

深度：1cm。

反应：局部抽麻胀。

神经：分布着枕大神经。

主治：后枕部痛、癫痫、视力障碍等。

8. 脑户

名义：该气穴名是根据其位于头颅的后囟位置而定的。小儿在1岁前未彻底闭合，为此古人将此处称为"脑户"——通向脑的门户。

体位：坐位。

位置：在正中线上，位于强间穴后4.5cm。《针灸甲乙经》："在枕骨上强间后一寸五分。"

方向：直刺。

15

深度：1cm。

反应：局部抽麻、胀。

神经：分布着枕大神经。

主治：后枕部头痛、白内障、皮层性视力障碍等。

9. 曲差

名义：该气穴名是根据其对神和智有关病症疗效显著而定的。曲，有曲折之意；差，有派遣做事之意。"曲差"即人能完成曲折差事的部位。

体位：坐位。

位置：在正中线两旁各2cm的前额发际。《针灸甲乙经》："挟神庭两旁各一寸五分，在发际。"

方向：直刺。

深度：1cm。

反应：局部胀痛、抽麻。

神经：分布着三叉神经第1支之额支及面神经颞支。

主治：癫痫、前头痛、结膜炎、鼻炎、过敏性哮喘、胸部不适、肺结核等。

10. 五处

名义：针刺该部位，对多处病症有效，特命名"五处"。处，处所；"五处"的直意是5个处所。在此"五处"之真正含义是治疗多处病症的好部位。

体位：坐位。

位置：在正中线旁2cm，位于曲差穴上3.5cm。《针灸甲乙经》："在督脉旁去上星一寸五分。"

方向：直刺。

深度：1cm。

反应：局部胀痛。

神经：分布着三叉神经第1支之额支、面神经颞支。

主治：结膜炎、鼻炎、过敏性哮喘、癫痫、精神分裂症等。

11. 承光

名义：针刺该部位对某些视力障碍有效，特命名"承光"。"承光"的直意即是承受光线。其真正的含义是针刺该部位可治疗视力障碍。

体位：坐位。

位置：在正中线旁2cm，位于五处穴后3.5cm。《针灸甲乙经》："在五处后二寸。"

方向：直刺。

深度：1cm。

反应：局部抽麻。

神经：分布着三叉神经第1支之额支、面神经颞支。

主治：前头痛、鼻炎、结膜炎、癫痫、精神分裂症等。

12. 通天

名义：针刺该部位对某些病症疗效较好，为了形容该部位作用强大，特命名"通天"。

体位：坐位。

位置：在正中线旁2cm，承光穴后3.5cm。《针灸甲乙经》："在承光后一寸五分。"

方向：直刺。

深度：1cm。

反应：局部抽麻。

神经：分布着枕大神经。

主治：中枢性瘫痪、癫痫等。

13. 络却

名义：该气穴名是根据治疗的主症而定的。络，联络；却，退却。"络却"即联络退却。其真正含义是针刺该部位对人的思维、判断、分析障碍等有显著疗效。

体位：坐位。

位置：在正中线旁2cm，玉枕穴上3cm。《针灸甲乙经》："在通天后一寸三分。"

方向：直刺。

深度：1cm。

反应：局部抽麻。

神经：分布着枕大神经。

主治：癫痫、记忆力减退、后头痛等。

14. 玉枕

名义：该气穴名是根据其所在部位的骨名而定的。枕骨两旁突起者，称玉枕骨，该穴位于玉枕骨上，特命名"玉枕"。

体位：坐位。

位置：在脑户穴旁开2cm。《针灸甲乙经》："在络却后七分，挟脑户旁一寸三分，起肉枕骨，入发际三寸。"

方向：直刺。或往下斜刺。

深度：1～1.5cm。

反应：局部抽麻。

神经：分布着枕大神经。

主治：皮层性视力障碍、青光眼、白内障、结膜炎、后头痛、眩晕等。

15. 头临泣

名义：该气穴名是根据其对眼病有效而定的。针刺该部位可调治眼流泪等疾，特命名"头临泣"。临，调治；泣，流泪。"头临泣"即是头部调治眼病之部位。

体位：坐位。

位置：在瞳孔直上，入发际1cm。《针灸甲乙经》："当目上眦，直入发际五分陷者中。"

方向：直刺。

深度：1cm。

反应：局部抽麻。

神经：分布着三叉神经第1支之额支和面神经颞支。

主治：结膜炎，青光眼，前头痛，急、慢性胃炎，胃痛，精神分裂症，癔症等。

16. 目窗

名义：该气穴名是根据其对某些眼病的特殊疗效而定的。针刺该部位对某些眼病疗效较好，认为此处为目的窗口，故名"目窗"。

体位：坐位。

位置：在头临泣后 2.5cm。《针灸甲乙经》："在临泣后一寸。"

方向：直刺。

深度：1cm。

反应：局部抽麻。

神经：分布着三叉神经第 1 支之额支。

主治：结膜炎、青光眼、前头痛、精神分裂症、癔症等。

17. 正营

名义：该气穴名是根据其对某些病症有显著疗效而定的。针刺该部位能使某些病症引起的与神相关的证候恢复正常，为了形容该部位之显著疗效，特命名"正营"。其意是能使神恢复正常的好部位。

体位：坐位。

位置：在目窗后 2.5cm。《针灸甲乙经》："在目窗后一寸。"

方向：直刺。

深度：1cm。

反应：局部抽麻。

神经：分布着三叉神经第 1 支之额支。

主治：前头痛、精神分裂症、癔症、结膜炎、癫痫等。

18. 承灵

名义：该气穴名是根据其对某些病症有显著疗效而定的。灵，是灵感、灵魂等与神有关的症状；承，承受、接受。"承灵"即能承受或接受灵感。其真正含义是针刺后能使与神有关的症状恢复正常。

体位：坐位。

位置：在正营后 3cm。《针灸甲乙经》："在正营后一寸五分。"

方向：直刺。

深度：1cm。

反应：局部抽麻。

神经：分布着枕大神经和颞神经分支。

主治：癫痫、偏瘫、麻木、耳鸣、眩晕等。

19. 脑空

名义：该气穴名是根据其对脑某些病症有显著疗效而定的。古人认为"孔"即"空"，如"骨空""脊骨空里髓"等，故"脑空"即"脑孔"之意。

体位：坐位。

位置：在玉枕穴平行往外移 2.5cm。《针灸甲乙经》："在承灵后一寸五分，挟玉枕骨下陷者中。"

方向：直刺。

深度：1cm。

反应：局部抽麻。

神经：分布着枕大神经。

主治：后头痛、感冒、小脑性共济失调等。

20. 本神

名义：该气穴名是根据其对神有特殊作用而定的。针刺该部位能使"神"恢复本来的面貌，特定名"本神"。

体位：坐位。

位置：位于前额发际，在头临泣穴向外 2cm 处（眼外眦直上）。《针灸甲乙经》："在曲差两旁各一寸五分，在发际。"

方向：沿皮刺。

深度：1cm。

反应：局部抽麻、胀痛。

神经：分布着三叉神经第 1 支之额支、面神经颞支。

主治：癫痫、癔症、精神分裂症、功能性子宫出血、急性膀胱炎、阳痿、遗精等。

21. 浮白

名义：该气穴名是根据其对某些病症有显著疗效而定的。浮，漂，又指超过、多余；白，明白、清楚。"浮白"即浮起明白。其实际含义是针刺该部位能使人头脑清楚明白。

体位：坐位。

位置：在脑空穴平行向外 2.5cm 处。《针灸甲乙经》："在耳后入发际一寸五分。"

方向：直刺。

深度：1cm。

反应：局部胀痛、抽麻。

神经：分布着枕小神经、枕大神经。

主治：记忆力减退、思维障碍、耳鸣、耳聋、小脑性共济失调、扁桃体炎等。

22. 头窍阴

名义：针刺该部位对耳部病症有显著疗效，特命名"头窍阴"。即头部治疗耳病的好部位。

体位：坐位。

位置：在浮白穴和完骨穴中间。《针灸甲乙经》："在完骨上，枕骨下。"

方向：直刺。

深度：1cm。

反应：局部抽麻。

神经：分布着枕小神经、枕大神经。

主治：耳鸣、耳聋、三叉神经第 3 支痛、吞咽困难、流口水、小脑性共济失调、扁桃体炎，以及脑干病变引起的四肢痉挛性瘫痪等。

23. 头维

名义：该气穴名是根据其对某些脑病疗效显著而定的。针刺该部位能治疗脑部多种病症，使其功能恢复正常，特定名"头维"。维，维护，维持。"头维"即头维护之部位。

体位：坐位。

位置：在额厌穴前上 2cm。《针灸甲乙经》："在额角发际挟本神两旁各一寸五分。"

方向：直刺。

深度：1cm。

反应：局部抽麻。

神经：分布着面神经颞支，三叉神经第 1 支、第 2 支。

主治：前头痛、偏头痛、结膜炎、面神经麻痹等。

24. 率谷

名义：该气穴名是根据大脑的特殊标志——外侧裂而定的。谷，指两山或两块高地中间狭长而有出口的地带；率，带领，率领。"率谷"即率领的谷，即最大谷也。解剖学证实，在率谷穴直下的脑正是外侧裂，说明古人已经发现人的大脑有最大的裂，特命名"率谷"。

体位：坐位。

位置：在耳尖直上，入发际 1.5 寸。《针灸甲乙经》："在耳上入发际一寸五分。"

方向：直刺。

深度：1cm。

反应：局部抽麻。

神经：分布着耳颞神经和枕大神经吻合支。

主治：偏头痛、眩晕、呕吐、小儿惊风等。

25. 悬颅

名义：该气穴名较特殊，从字面上看是悬吊的颅。分析该气穴名，可能来源于两种情况：①根据临床疗效而定。即针刺该部位，对头面部某些病引起的证候疗效较好，特定名"悬颅"。②根据对大脑皮层功能定位的研究，此部位直下大脑皮层的功能是主管头颅的部位，似头颅悬挂之处，特命名"悬颅"。当然，也可能该命名与上述两种原因均有关。

体位：坐位。

位置：在颔厌至悬厘之间。《针灸甲乙经》："在曲周颞颥中。"

方向：直刺或向前下横刺。

深度：1～2cm。

反应：局部抽麻、胀痛。

神经：分布着面神经颞支，三叉神经第2支、第3支。

主治：偏头痛、面神经麻痹、面部感觉异常、运动性失语等。

26. 悬厘

名义：该气穴名较特殊，根据字面分析：悬，悬吊；厘，厘米。悬厘即悬吊厘米。这里指距悬颅穴仅差厘米之意。因悬是悬颅的简称，由此而知，应是先有悬颅穴，然后才有悬厘穴。

体位：坐位。

位置：在曲鬓穴前上1.5cm。《针灸甲乙经》："在曲周颞颥下廉。"

方向：直刺或往前下横刺。

深度：1～2cm。

反应：局部胀痛、抽麻。

神经：分布着面神经颞支、三叉神经第3支。

主治：耳鸣、耳聋、面神经麻痹、运动性失语等。

二、耳区

耳区共13个气穴。

1. 天容

名义：针刺该部位，对耳、面、颈部某些病症有显著疗效，形容该部位疗效好而广泛，特定名"天容"。

体位：坐位。

位置：在耳垂根下1cm凹陷处。《针灸甲乙经》："在耳曲颊后。"

方向：垂直刺入。

深度：1～3cm。

反应：抽麻感可扩散到面、颈部。

神经：分布着耳大神经。

主治：耳鸣、耳聋、内耳痛、腮腺炎、颈项部疼痛、三叉神经痛等。

2. 听会

名义：针刺该部位能治愈耳部多种病症，使听力恢复，特定名"听会"。

体位：坐位。

位置：在耳屏前下方，屏间切迹前方，下颌关节突后缘凹陷处。《针灸甲乙经》："在耳前陷者中，张口得之，动脉应手。"

方向：垂直刺入。

深度：1～1.5cm。

反应：胀痛麻感可传至耳内。

神经：分布着三叉神经第3支的耳颞神经。

主治：耳鸣、耳聋、外耳道炎、中耳炎、面神经麻痹等。

3. 听宫

名义：针刺该部位能治愈耳部多种病症，使听力恢复，特定名"听会"。

体位：坐位。

位置：在耳屏前缘正中，下颌关节突后缘。《针灸甲乙经》："在耳中珠子大，状如赤小豆。"

方向：张口，垂直刺入。

深度：1～1.5cm。

反应：抽麻感有时可扩散至耳内。

神经：分布着三叉神经第3支的耳颞神经。

主治：耳鸣、耳聋、外耳道炎、上牙痛等。

4. 耳门

名义：针刺该部位能治愈耳部多种病症，古人认为此处是通向耳的门户，特定名"耳门"。

体位：坐位。

位置：在颧骨弓后缘上方的凹陷处。《针灸甲乙经》："在耳前起肉当耳缺者。"

方向：垂直刺入。

深度：1～1.5cm。

反应：抽麻感可传至耳内。

神经：分布着三叉神经第3支的耳颞神经。

主治：耳鸣、耳聋、外耳道炎、中耳炎、上牙痛等。

5. 和髎

名义：针刺该部位对某些病有显著疗效，特定名"和髎"。和，调解、和解等；髎，指会、孔。"和髎"即和解之孔，这里是能调解之部位。

体位：坐位。

位置：在上耳廓根之前，颞骨颧突起始部上方，鬓发之后，指尖掐得凹陷处。《针灸甲乙经》："在耳前兑发下横动脉。"

方向：直刺。

深度：1cm。

反应：局部抽麻。

神经：分布着三叉神经第3支的耳颞神经及面神经的颞支。

主治：颞部头痛、耳鸣、外耳道炎、面神经麻痹、三叉神经痛等。

6. 曲鬓

名义：该气穴名是根据其位于头发鬓角部位而定的。曲，弯曲；鬓，鬓发。曲鬓即此穴位于鬓发弯曲部位。

体位：坐位。

位置：在角孙穴平行往前移的发际内。《针灸甲乙经》："在耳上入发际，央隔陷者中，鼓颔有空。"

方向：垂直刺入。

深度：1cm。

反应：局部抽麻。

神经：分布着三叉神经第 3 支的耳颞神经及面神经颞支。

主治：颞部痛、偏头痛、头项痛等。

7. 角孙

名义：该气穴名是根据其位于耳上角及孙络之脉部位而定的。《灵枢·寒热》中"足太阳有入𫖯遍齿者，名曰角孙"即是佐证。

体位：坐位。

位置：在耳尖正上方发际处，开口闭时能触得牵动。《针灸甲乙经》："在耳廓中间，开口有孔。"

方向：直刺。

深度：0.5cm。

反应：局部抽麻。

神经：分布着三叉神经第 3 支的耳颞神经和枕小神经。

主治：耳鸣、外耳道炎等。

8. 颅息

名义：该气穴名是根据其对小儿惊痫等症有显著疗效而定的。因治愈惊痫可使抽风停息，为了肯定该疗效，特命名"颅息"。

体位：坐位。

位置：在角孙穴后下方，耳廓根后缘，约与耳道平行线交叉。《针灸甲乙经》："在耳后间青络脉。"

方向：直刺。

深度：0.5cm。

反应：局部抽麻。

神经：分布着枕下神经。

主治：耳鸣、耳聋、偏头痛、惊痫等。

9. 瘛脉

名义：该气穴名是根据其能治疗小儿癫痫而定的。古人认为针刺该部位治疗小儿癫痫有显著疗效，特命名"瘛脉"。

体位：坐位。

位置：在外耳道平行往后，与耳廓根的后缘相交叉点。《针灸甲乙经》："在耳本后鸡足青络脉。"

方向：直刺。

深度：0.5cm。

反应：局部抽麻。

神经：分布着耳大神经。

主治：耳鸣、耳聋、项枕部痛、小儿癫痫等。

10. 翳风

名义：针刺该部位能治愈由风引起的口眼喎斜等症，特命名"翳风"。翳，有遮盖之意。"翳风"指针刺该部位后能将由风引起的口眼喎斜遮盖住（治愈）。

体位：坐位。

位置：在耳垂根部后方的凹陷处，乳突和下颌支的中间。《针灸甲乙经》："在耳后陷者中。"

方向：直刺。

深度：1 ～ 1.5cm。

反应：抽麻感有时可传到面部。

神经：分布着耳大神经，深部有面神经通过。

主治：耳鸣、耳聋、中耳炎、腮腺炎、面神经麻痹、三叉神经痛、口腔炎等。

11. 上关

名义：该气穴名主要是根据其位于下关穴之上而定的。

体位：坐位。

位置：在下关穴直上的颧弓上缘外。《针灸甲乙经》："在耳前上廉起骨端，开口有孔。"

方向：直刺。

深度：0.5cm。

反应：局部抽麻。

神经：分布着面神经颧支、三叉神经第 3 支。

主治：耳鸣、耳聋、面神经麻痹、牙痛等。

12. 完骨

名义：该气穴名是根据其所在部位而定的。完是完成之意；骨是指此处高起之骨，即乳突。"完骨"即在此高起之骨完成治疗。

体位：坐位或侧卧位。

位置：风池穴平行向外，胸锁乳突肌后缘。即在乳突的后下方凹陷处。《针灸甲乙经》："在耳后，入发际四分。"

方向：直刺。

深度：2 ～ 2.5cm。

反应：局部抽麻等。

神经：分布着耳大神经及枕小神经。

主治：耳聋、耳鸣、中耳炎、面肌痉挛、偏头痛、舌咽神经麻痹等。

13. 天牖

名义：该气穴名是根据其对颈、肩、咽喉、五官等多种病症有效而定的。"天"指高部。"牖"有窗口之意。"天牖"直意是天窗，真实含义是治病的好部位。

体位：坐位或侧卧位。

位置：在天柱和天容连线上，胸锁乳突肌后缘。《针灸甲乙经》："在颈筋间，缺盆上，天容后，天柱前，完骨后，发际上。"

方向：直刺。

深度：2 ～ 2.5cm。

反应：局部有抽麻感等。

神经：分布着耳大神经和枕小神经。

主治：中耳炎、耳聋、耳鸣、口腔炎、喉炎、偏头痛、颈项疼痛等。

三、眼区

眼区共 8 个气穴。

1. 睛明

名义：针刺该部位能治愈部分眼病，使视力恢复正常，故命名"睛明"。

体位：坐位或卧位。

位置：在目内眦旁约 0.3cm 处。《针灸甲乙经》："在目内眦外。"

方向：直刺。

深度：0.5cm。

反应：局部胀痛。

神经：分布着三叉神经第 1 支的滑车下神经。

主治：结膜炎、球结膜充血、视网膜炎、视神经萎缩等。

2. 攒竹

名义：该气穴名主要是根据其对某些眼病有显著疗效而定的。攒，积攒；竹，常绿多年生植物，质地坚硬。"攒竹"的直意是积攒了常年绿、质地坚硬之物，这里指针刺后能保持良好的视力。

体位：坐位。

位置：在眼眉内侧缘凹陷处。《针灸甲乙经》："在眉头陷者中。"

方向：直刺。

深度：0.5cm。

反应：局部抽、胀、痛。

神经：分布着三叉神经第 1 支的额支。

主治：结膜炎、面神经麻痹等。

3. 阳白

名义：针刺该部位能治愈部分眼病，使眼看东西清楚明白，简称"白"；又因视力恢复范围较大，在阳面都可看清，故特命名"阳白"。

体位：坐位。

位置：在眉毛中间直上 2cm。《针灸甲乙经》："在眉上一寸直瞳子。"

方向：直刺。

深度：0.5 ～ 1cm。

反应：局部抽麻。

神经：分布着额神经分支。

主治：目眩、流泪、眼痛、前额痛、三叉神经第 1 支痛等。

4. 鱼腰

名义：该气穴名是因其位于眉毛中部而定的。因眉毛形如鱼，中间似腰部，特命名"鱼腰"。

体位：坐位。

位置：在眉毛中间，指尖掐得凹陷处。

方向：直刺或由内向外横刺。

深度：0.5 ～ 1cm。

反应：抽麻可传至前额。

神经：分布着三叉神经第 1 支的额神经。

主治：对三叉神经第 1 支痛有特效；前额痛、面神经麻痹、结膜炎等。

5. 丝竹空

名义：根据该气穴在眉梢而定名。丝，纤细之眉毛；竹，竹叶；空，凹陷。纤细眉毛聚集形状如竹叶，该气穴在眉毛梢凹陷处，特命名"丝竹空"。

体位：坐位。

位置：在眉梢外陷者中。《针灸甲乙经》："在眉后陷者中。"

方向：直刺。

深度：1cm。

反应：局部抽麻。

神经：分布着三叉神经第 1 支的额支。

主治：结膜炎、视神经萎缩、视网膜炎等。

6. 瞳子髎

名义：该气穴名主要是根据其对眼病有特殊疗效而定的。瞳子，瞳孔；髎，会，孔。"瞳子髎"指治疗眼病的气穴。

体位：坐位。

位置：在目眦水平往外骨凹陷处。《针灸甲乙经》："在目外去眦五分。"

方向：直刺。

深度：0.5cm。

反应：局部抽麻。

神经：分布着面神经颧支、三叉神经第 2 支。

主治：角膜炎、视网膜炎、球结膜充血、结膜炎、视神经萎缩、三叉神经痛、面神经麻痹等。

7. 承泣

名义：针刺该部位能使口眼㖞斜等病症恢复，平时无眼泪往外流，故命名"承泣"。

体位：坐位。

位置：在瞳孔直下的眶下缘处。《针灸甲乙经》："在目下七分，直目瞳子。"

深度：0.5 ～ 1cm。

反应：眼局部抽麻。

神经：分布着三叉神经第 2 支的眶下神经。

主治：角膜炎、结膜炎、视网膜炎、眼肌痉挛等。

8. 四白

名义：针刺该部位能使某些眼病引起的视力障碍痊愈，康复后的患者看四面八方都非常清楚明白，特命名"四白"。

体位：坐位。

位置：在瞳孔直下约 2cm 的颧骨下缘。《针灸甲乙经》："在目下一寸，向顺骨（即颧骨）颧空。"

方向：垂直刺入皮下，然后改变方向，使针尖向外上，即可使针刺入上颌骨前面的眶下孔。

深度：1 ～ 1.5cm。

反应：局部抽麻，感觉有时可传到门牙。

神经：分布着三叉神经第 2 支的眶下神经。

31

主治：结膜炎、视神经萎缩、面神经麻痹、三叉神经第 2 支痛、上颌窦炎、鼻炎等。

四、鼻区

鼻区共 5 个气穴。

1. 素髎

名义：针刺该部位对鼻的某些病症有显著疗效，特命名"素髎"。素，素菜类食品；髎，指会、孔、缝。"素髎"的直意即是素菜类之孔。其真正含义是治疗鼻某些病症的好部位，针刺后能嗅到各种菜味的部位。

体位：坐位。

位置：在鼻尖。《针灸甲乙经》："在鼻柱上端。"

方向：垂直刺入。

深度：0.3cm。

反应：局部胀痛。

神经：分布着三叉神经第 1 支的鼻睫状神经。

主治：急性鼻炎、鼻塞、鼻出血、鼻息肉、嗅觉减退等。

2. 迎香

名义：针刺该部位对鼻的某些病症有显著疗效，故名"迎香"。因针刺该部位可使某些鼻病治愈，嗅觉恢复，能闻到各种味道，特别是能闻到香味，特命名"迎香"。

体位：坐位。

位置：在鼻孔侧上方的凹陷中。《针灸甲乙经》："在禾髎上鼻孔下旁。"

方向：垂直刺入。

深度：0.5cm。

反应：局部抽麻。

神经：分布着面神经颊支和三叉神经第 2 支的眶下神经。

主治：急性鼻炎、过敏性鼻炎、鼻塞、嗅觉减退、面神经麻痹、感冒、哮喘等。

3. 口禾髎

名义：针刺该部位能治愈某些鼻病，故名"禾髎"。禾，指谷类的总称；髎，会、孔。"禾髎"的直意是各类大孔，这里指针刺后能闻到各种气味的好部位。

体位：坐位。

位置：在迎香穴的垂线和水沟穴平行线的交叉点。《针灸甲乙经》："在直鼻孔下挟水沟旁五分。"

方向：垂直刺入。

深度：0.3～0.5cm。

反应：局部抽麻。

神经：分布着三叉神经第 2 支的眶下神经。

主治：急、慢性鼻炎，鼻塞，鼻出血，嗅觉减退，面神经麻痹等。

4. 水沟

名义：该气穴名是根据其所在部位而定的，位于鼻唇沟中。鼻唇沟两侧高、中间低，似流水的沟，特命名"水沟"。

体位：坐位。

位置：在鼻柱下缘凹陷处。《针灸甲乙经》："在鼻柱下人中。"

方向：垂直刺入。

深度：0.5～1cm。

反应：局部胀痛。

神经：分布着三叉神经第 2 支和面神经颊支。

主治：晕厥、虚脱、昏迷、精神失常、鼻炎、鼻出血等。癫痫大发作时，针刺该气穴能立刻缓解。

5. 巨髎

名义：针刺该部位对口、鼻部某些病症有显著疗效，特命名"巨髎"。巨，巨大；髎，会、孔。"巨髎"即治疗某些病症的孔穴。

体位：坐位。

位置：在瞳孔中央的垂线和鼻翼下缘平行线的交叉点。《针灸甲乙经》："在挟鼻孔旁八分，直瞳子。"

方向：垂直刺入。

深度：0.5～1cm。

反应：局部抽麻。

神经：分布着面神经颊支和三叉神经第2支的眶下神经。

主治：鼻出血、上颌窦炎、牙痛、三叉神经痛、面神经麻痹等。

五、口区

口区共6个气穴。

1. 兑端

名义：该气穴名是根据其对口眼㖞斜有特殊疗效而定的。兑，交换；端，端正，不㖞斜。"兑端"即变成端正。这里指治疗口眼㖞斜，使鼻唇端正的部位。

体位：坐位。

位置：在上唇上缘的鼻正中沟内。《针灸甲乙经》："在唇上端。"

方向：直刺。

深度：0.5～1cm。

反应：局部胀痛。

神经：分布着面神经颊支和眶下神经上唇支。

主治：门牙痛、面神经麻痹、鼻出血等。

2. 地仓

名义：针刺该气穴能使口唇活动障碍恢复，吃饭时口中的食物不往外漏，形容口腔内容物之多似"仓"，又因其位于下唇部，故命名"地仓"。

体位：坐位。

位置：在口角旁1cm。《针灸甲乙经》："挟口旁四分。"

方向：直刺。

深度：1cm。

反应：局部抽麻。

神经：分布着三叉神经第 2、第 3 支，面神经颊支。

主治：面神经麻痹、三叉神经痛、语言障碍、口腔炎等。

3. 承浆

名义：面神经麻痹，口唇功能障碍，吃饭时饭浆往外漏，该气穴名是因其对上述病症有特殊疗效而定的。针刺后能使口唇肌力恢复正常，吃饭时饭浆不往外漏，口唇能承受饭浆，故命名"承浆"。

体位：坐位。

位置：在下嘴唇下方凹陷处的中央。《针灸甲乙经》："在颐前唇之下。"

方向：直刺。

深度：0.3 ～ 0.5cm。

反应：局部胀痛。

神经：分布着三叉神经第 3 支及面神经分支。

主治：牙痛、面神经麻痹、癫痫、虚脱等。

4. 大迎

名义：针刺该气穴能治愈口眼㖞斜，大笑时即正常，能出头露面迎接客人，特命名"大迎"。

体位：坐位。

位置：在下颌角前凹陷处，即咬肌附着部前缘。《针灸甲乙经》："在曲颌前一寸三分，骨陷者中，动脉。"

方向：直刺。

深度：1 ～ 0.5cm。

反应：局部抽麻。

神经：分布着面神经下颌缘支、三叉神经第 3 支。

主治：面神经麻痹、牙痛、腮腺炎、三叉神经第 3 支痛等。

5. 颊车

名义：针刺该气穴对口眼㖞斜、牙痛、三叉神经痛等病症有显著疗效，部分患者能痊愈。古人认为该部位似颊部的车，能使颊部功能像车一样移动，特命名"颊车"。

体位：坐位。

位置：在下颌的前下方，咬肌附着部，上牙咬紧时出现肌肉隆起，压之有凹陷处。《针灸甲乙经》："在耳下曲颊端陷者中，开口有孔。"

方向：直刺。

深度：1～1.5cm。

反应：局部抽麻。

神经：分布着三叉神经咬肌神经、面神经下颌缘支、三叉神经第3支。

主治：面神经麻痹、牙痛、三叉神经第3支痛等。

6. 下关

名义：该气穴名是根据其位于下颌的关节处而定的。

体位：坐位。

位置：在耳前下颌关节突的稍前方，颧弓下方的凹陷中，即颧弓下缘和下颌切迹围成的空间内。《针灸甲乙经》："在客主人下，耳前动脉下空下廉，合口有孔，张口即闭。"

方向：直刺。

深度：1cm。

反应：抽麻感可扩散到面部。

神经：分布着面神经颧支、三叉神经第3支。

主治：周围性面神经麻痹、面肌抽搐、牙痛、耳鸣、三叉神经痛等。

六、颈部

颈部气穴共9个。

1. 天鼎

名义：该气穴名是根据其对咽喉部和颈部病症有显著疗效而定的，古人为了肯定其疗效，特命名为"天鼎"。"天"有大、上的意思，"鼎"有兴盛、强大、盛大之意。"天鼎"的直意是似天一样盛大，其真正含义是对治疗咽喉、颈部病症有非常重要的意义。

体位：侧卧位或坐位。

位置：在胸锁乳突肌后缘和甲状软骨下缘往后延伸平行线的交叉点。《针灸甲乙经》："在缺盆上，直扶突，气舍后一寸五分。"

方向：直刺。

深度：1～2cm。

反应：颈部有抽麻感等。

神经：分布着颈皮神经，深处有膈神经和臂丛神经。

主治：扁桃体炎、咽炎、舌咽神经麻痹、颈淋巴结核等。

2. 人迎

位置：《针灸甲乙经》曰："一名天五会，在颈大脉，动应手，挟结喉，以候五脏气，足阳明脉气所发。禁不可灸，刺入四分，过深不幸杀人。"

主治：高血压等。

注意：慎用。

3. 扶突

名义：该气穴是根据其对颈部病症有显著疗效而定的。正常时双侧胸锁乳突肌是突起的，但患病如副神经麻痹时胸锁乳突肌即下陷，针刺该部位能帮助胸锁乳突肌突起，特定名为"扶突"。因"扶"有支持、帮助、扶持之意，"突"有突起、突变之意。该名直意是帮助突起，真实含义是治疗胸锁乳突肌瘫痪的好部位。后来在临床实践中还发现其对咽喉部病症有疗效。

体位：坐位或侧卧位。

位置：在甲状软骨上缘平行处往外至胸锁乳突肌中央凹陷处。《针灸甲乙经》："在人迎后一寸五分。"

方向：直刺。

深度：1～2cm。

反应：局部抽麻。

神经：有迷走神经通过。分布着颈皮神经和支配胸锁乳突肌的副神经。

主治：副神经麻痹、扁桃体炎、咽炎、舌咽神经麻痹、感冒、颈淋巴结核等。

4. 天窗

名义：该气穴名是根据其对颈部、咽喉部病症有显著疗效而定的，古人为了肯定该部位疗效，特命名为"天窗"。"天"有大、上的意思；"窗"是房屋、车、船等通气透光的装置。这里指针刺后可使颈部和咽喉部某些病症能恢复正常之部位。

体位：坐位或侧卧位。

位置：在胸锁乳突肌后缘的中点。《针灸甲乙经》："在曲颊下，扶突后，动脉应手陷者中。"

方向：直刺。

深度：1～2cm。

反应：局部抽麻等。

神经：此处是颈皮神经、耳大神经、枕小神经、锁骨上神经丛、颈神经丛的发出部。

主治：扁桃体炎、咽炎、舌咽神经麻痹、牙周炎、神经性耳聋、耳鸣、颈项部和肩胛部疼痛等。

5. 缺盆

名义：该气穴名是根据穴位所在部位而定的。因该穴在锁骨上窝，其凹陷如盆状，此处似缺个盆状物，特定名为"缺盆"。

体位：坐位或侧卧位。

位置：在锁骨上窝中央，胸锁乳突肌后方凹陷处。《针灸甲乙经》："在肩上横骨陷者中。"

方向：直刺。

深度：1～1.5cm。

反应：局部抽麻等。

神经：分布着锁骨上神经，深部有臂神经丛由锁骨上部通过。

主治：扁桃体炎、咽炎、感冒、胸膜炎、胸痛、肩颈部疼痛、颈淋巴结核等。

6. 风府

名义：该气穴名是根据其对某些风引起的病症有显著疗效而定的。针刺该部位对中风引起的语言障碍、肢体活动障碍疗效较好。古人为了肯定该部位的作用，特命名为"风府"，即该穴是治疗风病之府。

体位：坐位微低头或侧卧位。

位置：在枕外隆凸直下的凹陷处。《针灸甲乙经》："在项上，入发际一寸，大筋内宛宛中。"

方向：直刺。

深度：2～2.5cm。

反应：局部抽麻感。注意防止出现触电感。

神经：分布着颈神经后支和枕大神经。深部为延髓和脊髓的交界处，故禁止深刺。

主治：精神分裂症、反应性精神病、发音障碍、舌咽神经麻痹、扁桃体炎、咽炎等。

7. 哑门

名义：该气穴名是根据其对不能说话或说不出话有治疗效果而定的。"哑"指不能说话或说不出话；"门"指门户。"哑门"的直意是治疗哑病的门户。临床实践证明，该气穴对脑血管疾病后组颅神经功能障碍引起的发音不能或障碍有显著疗效；对先天性疾病引起的聋哑，特别是完全聋哑者，疗效较差或无效。

体位：侧卧位或坐位头微低。

位置：在第1颈椎棘突上缘。《针灸甲乙经》："在后发际宛宛中。"

方向：直刺。

深度：2～2.5cm。

反应：局部抽麻等。注意防止出现触电感。

神经：分布着颈神经后支。深部通过第1颈椎和第2颈椎之间，椎管内有颈髓，故禁止针刺过深，以防刺伤颈髓。

主治：精神分裂症、反应性精神病、脑血栓形成、脑出血、舌咽神经麻痹、脑膜炎、脊髓炎、扁桃体炎等。

8. 天柱

名义：该气穴名是根据其对后颅病变引起躯体四肢平衡障碍有显著疗效而定的。针刺该部位对小脑病损引起的平衡障碍，即步态不稳或不能行走，有显著疗效。为了肯定该部位疗效，特命名为"天柱"。"天"有大、上之意；"柱"指柱子，是建筑物中直立起支撑作用的构件。"天柱"即天大的柱子。其真实含义即在该部位针刺后，步态不稳或不能行走等症状可以很快恢复。这种疗效的快速出现，就好像人体用天大的柱子进行支撑一样。

体位：坐位或侧卧位。

位置：在哑门穴平行往外，斜方肌外缘凹陷处。《针灸甲乙经》："在挟项后发际，大筋外廉陷者中。"

方向：直刺。

深度：2～3cm。

反应：局部抽麻等。

神经：分布着颈神经后支和枕小神经。

主治：小脑病损引起的平衡障碍、枕后疼痛、颈后疼痛、咽炎、扁桃体炎等。

9. 风池

名义：该气穴名是根据其对一些风引起的病症有显著疗效而定的，古人为了肯定该部之作用，特命名为"风池"。"风"，中医认为能引起多种病症；"池"即指池塘。"风池"的含义是治疗风引起病症的部位。

体位：坐位或侧卧位。

位置：在风府穴平行往外，斜方肌和胸锁乳突肌之间的陷处。《针灸甲乙经》："在颞颥后发际陷者中。"

方向：直刺。

深度：2～3cm。

反应：局部抽麻等。

神经：分布着枕小神经和枕大神经。

主治：感冒后引起的头痛、枕大神经痛（炎）、颈部和肩背部痛、脑出血、脑血栓形成、脑膜炎等。

第二节　肩及上肢部

肩及上肢部气穴共 72 个。

一、肩区

肩区气穴共 13 个。

1. 肩井

名义：针刺该部位对肩部某些病症有显著疗效，故名"肩井"。井，指人工挖成能取出水的深洞，或指整齐、有秩序。"肩井"即肩部的井。其真正含义是治疗肩部病症的好部位。

体位：坐位。

位置：在肩上，约大椎与肩峰的中点。《针灸甲乙经》："在肩上陷者中，缺盆上大骨前。"

方向：垂直刺入。

深度：2～3cm。

反应：局部抽麻。

神经：分布着锁骨上神经、副神经、肩胛背神经和肩胛上神经。

主治：头颈肩背痛、上肢瘫痪等。

2. 肩贞

名义：因针刺该部位对某些肩部病症有显著疗效，故名"肩贞"。贞，坚贞不屈。"肩贞"即肩部坚贞不屈。其真正含义是针刺该部位后，能使肩活动正常、有力。

体位：坐位。

位置：肩关节后下方，当上臂内收时，在腋后纹头向上 2.5cm 处。《针灸甲乙经》："在肩曲胛下，两骨解间，肩髃后陷者中。"

方向：垂直刺入。

深度：3～5cm。

反应：抽麻感可传至小指。

神经：分布着肩胛下神经、腋神经、臂内侧皮神经和肋间神经。

主治：肩关节周围炎、臂丛神经炎、偏瘫时肩关节活动障碍等。

3. 巨骨

名义：该气穴名是根据其所在部位的骨名而定的。

体位：坐位。

位置：在肩关节内方，锁骨与肩胛冈接合部的凹陷处。《针灸甲乙经》："在肩端上行两叉骨间陷者中。"

方向：垂直刺入。

深度：2～3cm。

反应：肩部抽麻。

神经：分布着锁骨上神经和腋神经。

主治：肩关节周围炎、臂丛神经炎、上肢瘫痪时肩关节活动障碍、颈淋巴结核等。

4. 天髎

名义：针刺该部位对肩部某些病症有显著疗效，故名"天髎"。天，大、极；髎，会、孔。"天髎"即大会或大孔。其真正含义是治疗肩部病症的好部位。

体位：坐位。

位置：在肩井穴直下的肩胛冈上方1.5cm。《针灸甲乙经》："在肩缺盆中，毖骨之间陷者中。"

方向：垂直刺入。

深度：2～3cm。

反应：局部抽麻感。

神经：分布着锁骨上神经、副神经和肩胛上神经。

主治：肩关节周围炎、哮喘等。

5. 肩髃

名义：该气穴名是根据其所在部位而定的。髃，指髃骨。"肩髃"即肩部髃骨处。其实际含义是该部位为治疗肩部某些病症的好部位。

体位：坐位。

位置：在肩端，肩峰和肱骨大结节的骨缝间，举臂时指尖掐得凹陷处。《针灸甲乙经》："在肩端两骨间。"

方向：直刺或向下斜刺。

深度：2～3cm。

反应：局部抽麻。

神经：分布着腋神经、臂外侧皮神经和锁骨上神经。

主治：肩关节周围炎、臂丛神经炎、上肢瘫痪时肩关节活动障碍等。

6. 肩髎

名义：该气穴名是因其对肩部某些病症有显著疗效而命名的。"肩髎"即肩部孔穴。其实际含义是治疗肩部某些病症的孔穴。

体位：坐位。

位置：在肩峰后下方凹陷处。《针灸甲乙经》："在肩端臑上，斜举臂取之。"

方向：垂直刺入。

深度：2～3cm。

反应：局部抽麻。

神经：分布着肩胛上神经、腋神经、锁骨上神经和外侧皮神经。

主治：肩关节周围炎、臂丛神经炎、上肢瘫痪时肩关节活动障碍等。

7. 臑俞

名义：针刺该部位对肩部某些病症有显著疗效，特命名"臑俞"。

体位：坐位。

位置：在肩部后面，当肩胛冈中点的下方凹陷处。《针灸甲乙经》："在肩臑后大骨下，胛上廉，陷者中。"

方向：垂直刺入。

深度：3～4cm。

反应：抽麻感可传至上臂。

经神：分布着副神经分支、腋神经分支。

主治：肩关节周围炎、臂丛神经炎等。

8. 秉风

名义：因针刺该部位主治肩痛不可举，功在舒筋散风，故命名"秉风"。秉，拿着、掌握、主持；风，风邪。"秉风"即掌握风邪。其真正含义是能祛风邪之部位。

体位：坐位。

位置：在肩胛上缘中点。《针灸甲乙经》："挟天窌在外肩上小髃骨后，举臂有空。"

方向：垂直刺入。

深度：2～3cm。

反应：抽麻感可扩散至肩。

神经：分布着锁骨上神经、肩胛上神经和副神经。

主治：肩关节周围炎、臂丛神经炎等。

9. 天宗

名义：因在该部位针刺能使肩部某些病症痊愈，功能完全恢复正常，特命名"天宗"。天，指光、天性；宗，正宗。"天宗"即先天的正宗功能。其真正含义是针刺该部位可使肩完全恢复正常的生理功能。

体位：坐位。

位置：在肩胛冈上缘中央垂直往下，与第5胸椎棘突平行线的交叉点。《针灸甲乙经》："在秉风后大骨下陷者中。"

方向：垂直刺入。

深度：3～4cm。

反应：抽麻感可传至肩后及腋下。

神经：分布着肩胛上神经。

主治：肩关节周围炎、臂丛神经炎、上肢中枢性瘫痪、哮喘等。

10. 肩外俞

名义：针刺该部位对肩部某些病症有显著疗效，特名"肩俞"。因其位于肩中俞外侧，故命名"肩外俞"。

体位：坐位。

位置：在肩胛骨内侧角上方。《针灸甲乙经》："在肩胛上廉，去脊三寸陷者中。"

方向：垂直刺入。

深度：2～4cm。

反应：抽麻感可传至上肢。

神经：分布着第6、7颈神经后支，肩胛背神经和副神经。

主治：颈项肩背痛、落枕、感冒、肺炎、胸膜炎、哮喘等。

11. 肩中俞

名义：针刺该部位对肩部某些病症有显著疗效，命名"肩中俞"。

体位：坐位。

位置：在肩胛骨内侧缘的引线与第7颈椎棘突尖平行线的交叉点。《针灸甲乙经》："在肩胛内廉去脊二寸陷者中。"

方向：垂直刺入。

深度：2～4cm。

反应：抽麻感有时可传至上肢。

神经：分布着第6颈神经后支、肩胛背神经和副神经。

主治：支气管炎、肺炎、肺结核、哮喘、扁桃体炎、喉炎、枕部头痛、颈项部痛等。

12. 曲垣

名义：该气穴名是根据其所在部位而定的。曲，弯曲；垣，垣墙。该穴在肩胛冈上窝内侧，此处弯曲犹如垣墙，故命名"曲垣"。

体位：坐位。

45

位置：在肩胛冈上缘中央。《针灸甲乙经》："在肩中央曲甲陷者中，按之动脉应手。"

方向：垂直刺入。

深度：2～4cm。

反应：局部抽麻。

神经：分布着胸神经后支、肩胛上神经等。

主治：肩关节周围炎、臂丛神经炎、哮喘等。

13. 臑会

名义：针刺该部位对肩部某些病症有显著疗效，命名"臑会"。

体位：坐位。

位置：在肱骨大结节的后下方，三角肌后缘与腋后缘平行线的交叉点。《针灸甲乙经》："在臂前廉，去肩头三寸。"

方向：垂直刺入。

深度：2～4cm。

反应：抽麻感可传至肘。

神经：分布着腋神经、桡神经、臂外侧皮神经。

主治：肩关节周围炎、臂丛神经炎、桡神经炎、上肢中枢性瘫痪。

二、上肢

上肢气穴共 59 个，分为内侧 3 条线、外侧 3 条线。

（一）上肢内侧前线

上肢内侧前线共 6 个气穴。

1. 少商

名义："少商"指拇指末端之部位。

体位：坐位或卧位。

位置：在拇指桡侧，距爪甲角约 0.3cm。《针灸甲乙经》："在手大指端内侧，去爪甲如韭叶。"

方向：直刺。

深度：0.3cm。

反应：局部痛。

神经：分布着来自正中神经的指掌侧固有神经。

主治：休克、口腔炎、昏迷、癫痫。

2. 鱼际

名义：该气穴名是根据其所在部位而定的。鱼，拇指球肌群所形成的隆起；际，边缘之意。"鱼际"即位于掌后肉隆起大鱼际的边缘。

体位：自由体位。

位置：在第1掌骨掌侧中部，赤白肉际处取之。《针灸甲乙经》："在手大指本节后侧散脉中。"

方向：直刺。

深度：1cm。

反应：局部抽麻。

神经：分布着前臂外侧皮神经、桡神经、正中神经分支。

主治：头痛、头晕、支气管炎、心动过速。

3. 太渊

名义：该气穴名是根据其对上肢、头、面、心、肺等病症有治疗效果而定的。"太"有"盛大"之意；"渊"指深渊。"太渊"的直意是大深渊，真正含义是好的治病部位。

体位：自由体位，手掌向上。

位置：在腕横纹上，桡动脉外侧取之。《针灸甲乙经》："在掌后陷者中。"

方向：直刺。

深度：0.3～0.5cm。

反应：局部抽麻。

神经：分布着前臂外侧皮神经、桡神经和正中神经。

主治：腕关节痛及前臂疼痛。对头痛、气管炎、肺炎、冠心病等也有效。

4. 经渠

名义：该气穴名是根据其对手腕疼痛及肺病、心病有效而定的。"经"指经过；"渠"指渠道。"经渠"的直意是经过的渠道。其真实含义为该部位是治疗上述病症经过的渠道，即好的部位。

体位：坐位或卧位，手心向上。

位置：在腕横纹上 2.5cm 的桡动脉旁。《针灸甲乙经》："在寸口陷者中。"

方向：直刺。

深度：0.3 ～ 0.5cm。

反应：局部抽麻等。

神经：分布着前臂外侧皮神经、桡神经和正中神经。

主治：腕关节痛。对扁桃体炎、喉炎、哮喘、食管痉挛、肺结核、肺炎、冠心病等也有效。

5. 孔最

名义：该气穴名是根据其对某些病有显著疗效而定的。"孔"指孔穴；"最"指最好。"孔最"的直意是最好的气穴，其真实含义是治疗某些病的好气穴。

体位：坐位或卧位，手心向上平放。

位置：在太渊和尺泽连线的上 3/5 处。《针灸甲乙经》："去腕七寸。"

方向：直刺。

深度：1 ～ 1.5cm。

反应：局部抽麻。

神经：分布着前臂外侧皮神经、桡神经和正中神经。

主治：肘臂疼痛，肘关节屈伸困难。对扁桃体炎、喉炎、舌咽神经麻痹、感冒、气管炎、肺结核等也有效。

6. 尺泽

名义：该气穴名是根据其对某些病症有显著疗效而定的。"尺"指前臂部；"泽"指水积聚的地方，即指恩惠、恩泽等。"尺泽"直意是在前臂的泽，真实含义是治疗某些病的好部位。

体位：坐位或卧位，肘伸直平放。

位置：在肘窝横纹的桡侧、肱二头肌腱的外方，动脉旁刺之。《针灸甲乙经》："在肘中约纹上动脉。"

方向：直刺。

深度：1～1.5cm。

反应：局部抽麻感，有时可传导。

神经：分布着桡神经和肌皮神经。

主治：肘关节疼痛、屈伸困难，上肢中枢性及周围瘫痪。对扁桃体炎、咽炎、舌咽神经麻痹、支气管炎、肺结核、冠心病等也有效。

（二）上肢内侧中线

上肢内侧中线共 8 个气穴。

1. 中冲

名义：该气穴名是根据其对某些病有显著疗效而定的。"中"指中间、中指；"冲"除有冲洗冲刷外，还有直上和交通要道之意。"中冲"即位于中指的要道。

体位：自由体位。

位置：在手中指端之中央。《针灸甲乙经》："在手中指之端，去爪甲如韭叶陷者中。"

方向：直刺。

深度：0.3cm。

反应：局部疼痛。

神经：分布着来自正中神经的指掌侧固有神经。

主治：休克、头晕、眼结膜炎、支气管炎、心肌炎等。

2. 劳宫

名义：该气穴名是根据其对手部病症有显著疗效而定的。"劳"指劳动；"宫"指宫殿、宫廷。"劳宫"的直意是劳动的宫殿，真实含义是能使功能障碍的手恢复劳动的好部位。

体位：自由体位，手心向上。

49

位置：在掌中央，第 3 掌骨和第 4 掌骨之间。《针灸甲乙经》："在掌中央动脉中。"

方向：直刺。

深度：1 ～ 1.5cm。

反应：局部抽麻等。

神经：分布着来自正中神经和尺神经的指掌侧神经。

主治：周围神经和中枢神经病损引起的手部运动和感觉障碍。对气管炎、哮喘、冠心病等也有效。

3. 大陵

名义：该气穴名是根据其对手部等多种病症有显著疗效而定的。"大"除有大小的大外，还有深、广和排列第一之意；"陵"指丘陵，古时指帝王的墓地，即好部位。"大陵"即最好之部位，真实含义是治疗某些病症的好部位。

体位：自由体位，手心向上，手腕放平。

位置：在腕关节掌侧面横纹正中的凹陷处，掌长肌腱和桡侧腕屈肌腱之间。《针灸甲乙经》："在掌后两筋间陷者中。"

方向：直刺。

深度：0.3 ～ 1cm。

反应：局部抽麻，有时可向手传导。

神经：深部有正中神经通过。

主治：腕关节和手的功能障碍。对头痛、扁桃体炎、哮喘、胸膜炎、心肌炎、冠心病等也有效。

4. 内关

名义：该气穴名是根据其对上肢和心肺病症有显著疗效而定的。"内"指内侧；"关"有关口之意。"内关"的直意即位于上肢内侧之关口，真实含义是治疗上肢和心肺病症的好部位。后代医学家们还总结出"胸胁若有病，速与内关谋"。

体位：自由体位，手心向上，腕放平。

位置：在腕横纹上 4.5cm 外的掌长肌腱与桡侧屈腕肌腱之间。《针灸甲乙经》：

"在掌后去腕二寸。"

方向：直刺。

深度：1～1.5cm。

反应：抽麻感可传到手。

神经：分布着正中神经，前臂内侧、外侧皮神经。

主治：上肢及手瘫痪、麻木。对哮喘、胸膜炎、心肌炎、心内膜炎、冠心病等也有显著疗效。

5. 间使

名义：该气穴名是根据其对某些病症有显著疗效而定的。"间"指间隙、之间，"使"有出使、使者之意。"间使"的直意是被治愈后能出任其间的使者，真实含义是治疗某些病症的好部位。

体位：坐位或卧位，手心向上，前臂平伸。

位置：在腕横纹上 7cm 处的掌长肌腱和桡侧腕屈肌腱之间。《针灸甲乙经》："在掌后三寸，两筋间陷者中。"

方向：直刺。

深度：1.5～2cm。

反应：局部抽麻，有时可传到手。

神经：分布着正中神经，前臂内侧、外侧皮神经。

主治：上肢和手瘫痪、麻木。对哮喘、胸膜炎、冠心病、心肌炎等也有显著疗效。

6. 郄门

名义：该气穴名是根据其对某些病症有显著疗效而定的。"郄"指空隙；"门"指门户，为神气出入之门。"郄门"的直意是隙或门户，真实含义是治疗某些病症的好部位。

体位：自由体位，手心向上，前臂放平。

位置：在腕横纹上 11cm 处的掌长肌腱和桡侧腕屈肌腱之间。《针灸甲乙经》："去腕五寸。"

方向：直刺。

深度：1.5～2.5cm。

反应：局部抽麻，有时可传到手。

神经：分布着正中神经，前臂内侧、外侧皮神经。

主治：癔症、精神分裂症、胸膜炎、冠心病等。

7. 曲泽

名义：该气穴名是根据其对某些病症有显著疗效而定的。"曲"指能使肘弯曲处；"泽"指水积聚之部位，也指恩惠、恩泽。"曲泽"的直意是能使肘弯曲的恩惠部位，真实含义是能使肘弯曲的好部位。

体位：自由体位，上肢平放，肘关节伸直。

位置：在肘窝正中偏内侧凹陷处。《针灸甲乙经》："在肘内廉下陷者中，屈肘得之。"

方向：直刺。

深度：1～1.5cm。

反应：局部有抽麻感，有时可传到前臂。

神经：分布着正中神经、臂和前臂内侧皮神经。

主治：上肢肘关节、腕关节瘫痪及麻木。对气管炎、胸膜炎、冠心病、心肌炎等也有显著疗效。

8. 天泉

名义：该气穴名是根据其对某些病症有显著疗效而定的。"天"有上、大之意；"泉"指地下水所出之部位。"天泉"之直意是大泉，真实含义是治疗某些病的好部位。

体位：坐位或卧位。

位置：在腋前缘水平线向下 4.5cm 的肱二头肌两头之间。《针灸甲乙经》："在曲腋下去臂二寸。"

方向：直刺。

深度：1.5～2cm。

反应：局部抽麻，有时可传到臂。

神经：分布着臂内侧皮神经和肌皮神经。

主治：肩关节周围炎、心内膜炎、冠心病、胸膜炎。

（三）上肢内侧后线

上肢内侧后线共 11 个气穴。

1. 少冲

名义：该气穴名是根据其对某些病症有显著疗效而定的。"少"指少、小指；"冲"除有冲洗、冲刷以外，还有直上和交通要道之意。"少冲"的含义即位于小指的好气穴。

体位：自由体位。

位置：在小指桡侧，距爪甲角 0.3cm。《针灸甲乙经》："在手小指内廉之端，去爪甲如韭叶。"

方向：直刺。

深度：0.3cm。

反应：局部疼痛。

神经：分布着尺神经。

主治：急性扁桃体炎、胸膜炎、阵发性心动过速、冠心病等。

2. 少府

名义：该气穴名是根据其对某些病症有显著疗效而定的。"少"指小指；"府"指国家政府首脑办公的机构、贵人之住宅。"少府"的真实含义是针刺小指治病的重要部位。

体位：自由体位。

位置：在小指指掌关节桡侧的第 4、5 掌骨间。《针灸甲乙经》："在小指本节后陷者中。"

方向：直刺。

深度：1cm。

反应：局部抽麻感。

神经：分布着尺神经。

主治：胸膜炎、冠心病、哮喘等。

3. 神门

名义：该气穴名是根据其对某些病症有显著疗效而定的。"神"有神速、神奇之意；"门"指门户。"神门"直意是神奇的门户，真实的含义是治疗某些病的好部位。

体位：坐位或卧位，手心向上，手腕平放。

位置：在豌豆骨和尺骨之间的尺侧腕屈肌腱桡侧。《针灸甲乙经》："在掌后兑骨之端，陷者中。"

方向：直刺。

深度：1cm。

反应：局部抽麻感，有时可传到小指。

神经：分布着前臂内侧皮神经和尺神经。

主治：冠心病、胸膜炎、哮喘、咽炎等。

4. 阴郄

名义：该气穴名是根据其对某些病症有显著疗效而定的。"阴"指阴面；"郄"指空隙。"阴郄"直意是阴面的空隙，真实含义是在阴面能治疗病症的好部位。

体位：自由体位，手腕平放。

位置：在神门穴上 1.5cm 处。《针灸甲乙经》："在掌后脉中去腕五分。"

方向：直刺。

深度：1cm。

反应：局部抽麻感，有时可传到小指。

神经：分布着前臂内侧皮神经和尺神经。

主治：头痛、头晕、咽炎、冠心病、阵发性心动过速。

5. 通里

名义：该气穴名是根据其对心肺之病症有显著疗效而定的。"通"是通达、通行之意；"里"指内、内脏等。"通里"直意是通达内脏，真实含义是治疗心、肺病症的好部位。

体位：坐位或卧位，手腕放平。

位置：在神门上 3cm 处。《针灸甲乙经》："在腕后一寸。"

方向：直刺。

深度：1cm。

反应：局部抽麻感，有时可传到小指。

神经：分布着前臂内侧皮神经、尺神经和正中神经。

主治：头痛、头晕、咽炎、眼结膜炎、冠心病、心肌炎、支气管炎、肺结核等。

6. 灵道

名义：该气穴名是根据其对某些病症有显著疗效而定的。"灵"有灵验、灵活、神灵之意；"道"指道路、通道。"灵道"直意即良好的道路，真实含义即治疗某些病症的好部位。

体位：自由体位，手腕平放。

位置：在神门穴上 4.5cm。《针灸甲乙经》："在掌后一寸五分或曰一寸。"

方向：直刺。

深度：1cm。

反应：局部抽麻感，有时可传到小指。

神经：分布着前臂内侧皮神经和尺神经。

主治：尺神经麻痹。对癔症、肺结核、冠心病等也有疗效。

7. 少海

名义：该气穴名是根据其对某些病症有显著疗效而定的。"少"有小之意；"海"指大海。"少海"直意即小海，真实含义是治疗某些病的好部位。

体位：坐位或卧位，前臂伸直放平。

位置：在与肱骨内上髁上缘平行的动脉旁。《针灸甲乙经》："在肘内廉节后陷者中，动脉应手。"

方向：直刺。

深度：1～1.5cm。

反应：局部有抽麻感，有时可传到前臂。

神经：深层有正中神经，分布着肌皮神经、臂内侧皮神经和前臂内侧皮神经。

主治：上肢瘫痪和麻木。对扁桃体炎、咽炎、胸膜炎、肺结核、冠心病、风心病等也有显著疗效。

8. 青灵

名义：该气穴名是根据其对某些病症有显著疗效而定的。"青"除指青色外，还有青春、青年之意；"灵"有效验、灵活、神灵之意。"青灵"即非常有活力，真正含义是治疗某些病症的好部位。

体位：卧位，前臂放平。

位置：在少海上7cm处的动脉旁。《针灸甲乙经》："在肘上三寸。"

方向：直刺。

深度：1cm。

反应：局部抽麻，有时可传到前臂。

神经：分布着正中神经及尺神经、臂内侧皮神经。

主治：臂丛神经炎，上肢瘫痪、麻木。对气管炎、冠心病也有显著疗效。

9. 挟白

名义：该气穴名是根据其对某些病症有显著疗效而定的。"挟"有豪挟、挟气之意；"白"除白色外，还有清楚、明白之意。"挟白"真正含义是非常好的治病部位。

体位：卧位，上肢外展平放。

位置：在少海上9cm处动脉旁。《针灸甲乙经》："在天府下去肘五寸动脉中。"

方向：直刺。

深度：1～1.5cm。

反应：局部抽麻，可传到前臂。

神经：分布着正中神经、尺神经、内侧皮神经和肌皮神经。

主治：上肢瘫痪、麻木。对胸膜炎、肺结核、冠心病、风心病也等有疗效。

10. 天府

名义：该气穴名是根据其对某些病症有显著疗效而定的。"天"有大、上之意；"府"指国家政府首脑办公机构、贵人之宅。"天府"真实含义是治疗某些病症的好部位。

体位：卧位，上肢外展平放。

位置：在腋下6cm处的动脉旁。《针灸甲乙经》："在腋下三寸，臂内廉动脉中。"

方向：直刺。

深度：1～1.5cm。

反应：局部抽麻，有时可传到前臂。

神经：分布着正中神经、尺神经、臂内侧皮神经和肌皮神经。

主治：心动过速、胸膜炎、肺结核、冠心病等。

11. 极泉

名义：该气穴名是根据其对某些病症有显著疗效而定的。"极"指顶端、最高点、尽头处，此外还表示极重要、极大之意；"泉"指地下涌出的水。"极泉"直意是非常重要的泉水，真实含义是治疗某些病症的好部位。

体位：卧位，上肢外展平放。

位置：在腋窝外侧的动脉旁。《针灸甲乙经》："在腋下筋间动脉中。"

方向：直刺。

深度：1～1.5cm。

反应：局部抽麻，有时可传到前臂。

神经：分布着正中神经、尺神经、臂内侧皮神经、肋间神经、胸前神经和肌皮神经。

主治：臂丛神经炎、胸膜炎、心包炎、冠心病等。

（四）上肢外侧前线

上肢外侧前线共15个气穴。

1. 商阳

名义：该气穴名是根据其对某些病症有效而定的。"商"指商量，即协商；"阳"指阳面。"商阳"即位于阳面的好部位。

体位：自由体位。

位置：在食指桡侧，距指甲角约 0.3cm 处。《针灸甲乙经》："在手大指次指内侧，去爪甲如韭叶。"

方向：直刺。

深度：0.3cm。

反应：局部疼痛。

神经：分布着正中神经的指掌侧固有神经。

主治：头痛、耳鸣、扁桃体炎、哮喘等。

2. 二间

名义：该气穴名是根据其在食指第 2 节间隙定名的。

体位：自由体位。

位置：在食指桡侧，指掌关节的前方横纹端，指尖掐得凹陷处。《针灸甲乙经》："在大指、次指本节前，内侧陷者中。"

方向：直刺。

深度：0.3cm。

反应：局部抽麻。

神经：分布着来自桡神经及正中神经的指掌侧固有神经。

主治：眼结膜炎、扁桃体炎。

3. 三间

名义：该气穴名是根据其在食指第 3 节后陷者中而定的。

体位：自由体位。

位置：在食指桡侧，第 3 掌骨的后方，指尖掐得凹陷处。《针灸甲乙经》："在手大指、次指本节后，内侧陷者中。"

方向：直刺。

深度：0.5～1cm。

反应：局部抽麻，有时可传到食指。

神经：分布着来自桡神经及正中神经的指掌侧固有神经。

主治：眼结膜炎、急性腮腺炎、牙痛、扁桃体炎、肺气肿等。

4. 合谷

名义：该气穴名是根据其对拇指、食指运动障碍有显著疗效而定的。"合"指会合；"谷"指两山或两块高地中间的夹道。拇指和食指中间的凹陷部位似"谷"，中风患者手指瘫痪，拇、食指不能合拢，针刺该部位能使其合拢，使中间的谷合住，故称"合谷"。

体位：自由体位。

位置：在第2掌骨中间的桡侧缘。《灵枢·本输》："在大指歧骨之间。"《针灸甲乙经》："在手大指次指间。"

方向：直刺。

深度：1.5～2.5cm。

反应：局部抽麻可传到食指或拇指，有时可伴手指抽动。

神经：分布着桡神经浅支。

主治：拇、食指运动障碍、麻木等。对头痛、耳鸣、牙痛、扁桃体炎、急性腮腺炎、舌咽神经麻痹也有效。

5. 阳溪

名义：该气穴名是根据其对腕关节和手的功能障碍有显著疗效而定的。"阳"指阳面；"溪"指山间的小河沟。"阳溪"直意是阳面之溪，真实含义是治疗手腕病症的好部位。

体位：自由体位。

位置：在腕关节桡侧的陷者中。《针灸甲乙经》："在腕中上侧两旁间陷者中。"

方向：直刺。

深度：0.5～1cm。

反应：局部抽麻感，有时可传到食指或拇指。

神经：分布着桡神经浅支。

主治：中风引起的腕关节活动障碍、手瘫痪。对头痛、眼结膜炎、耳鸣、齿龈炎、扁桃体炎等有一定疗效。

6. 列缺

名义：该气穴名是根据其治疗的体征而定的。中风患者伸展、并拢手指时，拇指和（或）食指常不能并齐，为缺列，针刺该部位能使其恢复正常，故命名为"列缺"。

体位：坐位或卧位。

位置：患者两手虎口交叉，食指尖端到达的凹陷处。《针灸甲乙经》："去腕上一寸五分。"

方向：直刺。

深度：0.5cm。

反应：局部抽麻，有时可传到食指或拇指。

神经：分布着前臂外侧皮神经、桡神经和正中神经。

主治：腕关节、手和前臂瘫痪、麻木等。对头痛、扁桃体炎、咽炎、感冒、哮喘等也有效。

7. 偏历

名义：该气穴名是根据其所在部位而定的。

体位：自由体位。

位置：在阳溪穴直上8cm。《针灸甲乙经》："在腕后三寸。"

方向：直刺。

深度：1cm。

反应：局部抽麻。

神经：分布着桡神经的浅支和前臂外侧皮神经。

主治：桡神经炎、耳鸣、齿龈炎、扁桃体炎、喉炎。

8. 温溜

名义：该气穴名是根据其对前臂瘫痪、腕和伸展障碍有显著疗效而定的。"温"

指阳气；"溜"有流通之意。针刺该部位能使前臂、腕、手的阳气流通，功能恢复，特命名"温溜"。

体位：坐位或卧位。

位置：在阳溪穴直上 13cm 处的凹陷中。《针灸甲乙经》："在腕后少士五寸，大士六寸。"

方向：直刺。

深度：0.5～1cm。

反应：局部抽麻，有时可传到手腕。

神经：分布着前臂背侧皮神经、前臂外侧皮神和桡神经。

主治：前臂外侧、腕、手运动障碍、麻木。对头痛、齿龈炎、扁桃体炎等也有效。

9. 下廉

名义：该气穴名是根据其在前臂桡骨边缘上廉之下而定的。

体位：坐位或卧位。

位置：在曲池穴下 10cm 的凹陷处。《针灸甲乙经》："在辅骨下去上廉一寸。"

方向：直刺。

深度：0.3～1cm。

反应：局部抽麻。

神经：分布着桡神经、前臂背侧皮神经和前臂外侧皮神经。

主治：头痛、眩晕、眼结膜炎、支气管炎、哮喘等。

10. 上廉

名义：该气穴名是根据其位于下廉之上而定的。

体位：坐位或卧位。

位置：在桡骨的桡侧，距曲池穴 7cm。《针灸甲乙经》："在三里下一寸。"

方向：直刺。

深度：0.5～1.5cm。

反应：局部抽麻等。

神经：分布着桡神经、前臂背侧皮神经和前臂外侧皮神经。

主治：前臂瘫痪。对感冒、头痛、哮喘等也有效。

11. 手三里

名义：与足三里相对应而名。

体位：坐位或卧位。

位置：在桡骨桡侧，曲池下 4.5cm。《针灸甲乙经》："在曲池下二寸。"

方向：直刺。

深度：1 ～ 2cm。

反应：局部抽麻等。

神经：分布着桡神经、前臂背侧皮神经和前臂外侧皮神经。

主治：肘关节及前臂运动障碍，肘臂疼痛、麻木。对牙痛、口腔炎、腮腺炎、颈淋巴结炎、乳腺炎、感冒等也有效。

12. 曲池

名义：该气穴名是根据其对肘部病症有显著疗效而定的。"曲"指弯；"池"指池塘，或形容某些和池塘形状相同的处所。肘部病变常引起屈曲困难，针刺该部位可使肘屈曲正常，故名"曲池"。其真实含义是能使肘屈曲的好部位。

体位：坐位或卧位。

位置：屈肘，在肘横纹桡侧头至桡骨头连线的中点。《针灸甲乙经》："在肘外辅骨肘骨之中。"

方向：直刺。

深度：2 ～ 2.5cm。

反应：局部抽麻，有时可传到前臂。

经脉：分布着桡神经、前臂背侧皮神经和臂后皮神经。

主治：中风引起的上肢瘫痪、手臂疼痛、肘中疼痛难屈伸、肱骨外上髁炎。对眼结膜炎、口腔炎、齿龈炎、扁桃体炎、冠心病等也有效。

13. 肘髎

名义：该气穴名是根据其对肘关节病症有显著疗效而定的。"肘"指肘部；"髎"

指气穴。"肘髎"即治疗肘关节病症的气穴。

体位：坐位或卧位。

位置：在曲池穴上 3cm 处的肱骨桡侧前缘。《针灸甲乙经》："在肘大骨外廉陷者中。"

方向：直刺。

深度：1.5 ～ 2.5cm。

神经：分布着臂后皮神经和桡神经。

主治：肘臂痛、麻木，肘关节活动障碍，肱骨外上髁炎等。

14. 手五里

名义：该气穴名是根据其所在部位而定的。

体位：坐位或卧位。

位置：在曲池上 7cm 处的肱骨外侧，肱三头肌外缘。《针灸甲乙经》："在肘上三寸，行向里大脉中央。"

方向：直刺。

深度：1.5 ～ 2.5cm。

反应：局部抽麻等。

神经：分布着臂外侧皮神经和臂后皮神经，其深部为桡神经。

主治：中枢性上肢瘫痪、麻木，臂丛神经炎，桡神经炎，颈淋巴结核，支气管炎等。

15. 臂臑

名义：该气穴名是因其所在部位而定的。

体位：坐位或卧位。

位置：在三角肌尖端后的后缘，肱三头肌的外侧缘。《针灸甲乙经》："在肘上七寸，䐃肉端。"

方向：直刺。

深度：1.5 ～ 2.5cm。

反应：局部抽麻。

神经：分布着腋神经、桡神经和臂外侧皮神经。

主治：肩关节疼痛、活动障碍、麻木等。

（五）上肢外侧中线

上肢外侧中线共 11 个气穴。

1. 关冲

名义：该气穴名是根据其所在部位而定的。"关"为出入之要处；"冲"除指冲洗外，还指直上及交通要道。"关冲"即重要关口，真正含义为治疗某些病症的好部位。

体位：自由体位。

位置：在无名指的尺侧，距爪甲角约 0.3cm。《灵枢·本输》："手小指次指之端也。"

《针灸甲乙经》："手小指次指之端也，去爪甲角如韭叶。"

方向：直刺。

深度：0.3cm。

反应：局部疼痛。

神经：分布着来自尺神经的掌侧固有神经。

主治：头痛、眼结膜炎、扁桃体炎、咽炎、感冒等。

2. 腋门

名义：该气穴名是根据其所在无名指与小指的指缝间而定的。"腋"同"掖"，腋门即掖门，指宫中旁门。

体位：自由体位。

位置：在第 4、5 掌指关节前方的凹陷处。《针灸甲乙经》："在小指次指间陷者中。"

方向：直刺。

深度：0.5cm。

反应：局部抽麻等。

神经：分布着来自尺神经的指背神经。

主治：眼结膜炎、头痛、眩晕、耳鸣、齿龈炎、尺神经炎等。

3. 中渚

名义：该气穴名是根据其所在部位而定的。

体位：自由体位。

位置：在第4、5掌骨骨间隙的前端，掌骨小头后方的凹陷处。《针灸甲乙经》："在手小指次指本节后陷者中。"

方向：直刺。

深度：1cm。

反应：局部抽麻等。

神经：分布着来自尺神经的指背神经。

主治：五指不能伸屈、肘臂肿痛、腕关节炎。对头痛、头晕、眼结膜炎、扁桃体炎、咽炎等也有效。

4. 阳池

名义：该气穴名是根据其所在部位而定的。"阳"指阳面；"池"指池塘，或形容某些和池塘形状相同之处所。"阳池"直意即位于阳面的池，真实含义是治疗某些病症的好部位。

体位：坐位或卧位。

位置：在手背腕上，桡骨和腕骨的关节部，指总伸肌腱的桡侧，指尖掐得凹陷处。《针灸甲乙经》："在手表上腕上陷者中。"

方向：直刺。

深度：1cm。

反应：局部抽麻等。

神经：分布着尺神经手背支和桡神经浅支。

主治：中枢性腕、手活动障碍，腕关节炎，眼结膜炎等。

5. 外关

名义：该气穴名是根据其位于"内关"之外而定的，因其与内关相对而名。

体位：坐位或卧位。

位置：在阳池穴上 4.5cm 处的桡骨和尺骨之间。《针灸甲乙经》："在腕后二寸陷者中。"

方向：直刺。

深度：1 ～ 2cm。

反应：局部抽麻，有时可传到手指。

神经：分布着前臂背侧皮神经和桡神经。

主治：前臂、腕、手运动障碍、疼痛、麻木。对头痛、耳鸣、颈淋巴结核也有效。

6. 支沟

名义：该气穴名是根据其所在的部位而定的。

体位：自由体位。

位置：在阳池穴上 7cm 的桡骨和尺骨之间。《针灸甲乙经》："在腕后三寸两骨之间陷者中。"

方向：直刺。

深度：1.5 ～ 2.5cm。

反应：局部抽麻等，有时可传到手。

神经：分布着前臂背侧皮神经和桡神经的肌支。

主治：前臂、腕、手运动障碍、疼痛、麻木。对头痛、耳鸣、颈淋巴结核也有效。

7. 三阳络

名义：指手三阳在此相络。

体位：坐位或卧位。

位置：在支沟穴上 2.5cm 外的尺骨和桡骨之间。《针灸甲乙经》："在臂上大交脉支沟上一寸。不可刺。"

方向：直刺。

深度：1 ～ 2cm。

反应：局部抽麻等。

神经：分布着桡神经肌支和前臂内侧皮神经。

主治：上肢瘫痪、麻木、疼痛，眼结膜炎，齿龈炎等。

8. 四渎

名义：该气穴名是根据其对前臂多种病症有显著疗效而定的。"四"指四面八方；"渎"指水沟、小渠。"四渎"即四面八方汇合之渠，真实含义是治疗前臂多种病症的好部位。

体位：坐位或卧位。

位置：在尺骨鹰嘴尖部向下 11cm 处的桡骨和尺骨之间。《针灸甲乙经》："在肘前五寸，外廉陷者中。"

方向：直刺。

深度：1.5 ～ 2.5cm。

反应：局部抽麻，可在前臂向下传导。

神经：分布着桡神经肌支和前臂背侧皮神经。

主治：前臂、腕、手瘫痪、麻木、疼痛、肿胀。对齿龈炎、扁桃体炎、咽炎、舌咽神经麻痹、哮喘、肺气肿等也有效。

9. 天井

名义：该气穴名是根据其对某些病症有显著疗效而定的。"天"指上、大；"井"是从地面往下凿成的能取水的深洞，形容形状似井的处所。"天井"直意是大井，真实含义是治疗某些病症的好部位。

体位：坐位或卧位。

位置：在肱骨后面，尺骨鹰嘴凹陷处。《针灸甲乙经》："在肘外大骨之后，两筋间陷者中，屈肘得之。"

方向：直刺。

深度：1 ～ 2cm。

反应：局部抽麻等。

神经：分布着臂后皮神经、臂内侧皮神经和桡神经肌支。

主治：肘关节炎、头痛、眼结膜炎、扁桃体炎、咽炎。

10. 清冷渊

名义：该气穴名是根据其对某些病症有显著疗效而定的。

体位：坐位或卧位。

位置：在天井穴上 8cm 处。《针灸甲乙经》："在肘上一寸，伸肘举臂取之。"

方向：直刺。

深度：1cm。

反应：局部抽麻等。

神经：分布着臂后皮神经、臂内皮神经和神经肌支。

主治：上肢运动和感觉障碍。对头痛、眼结膜炎也有一定疗效。

11. 消泺

名义：该气穴名是根据其对某些病症有显著疗效而定的。

体位：坐位或卧位。

位置：在清冷渊与臑会连线之中点。《针灸甲乙经》："在肩下臂外，开腋斜肘分下（行）。"

方向：直刺。

深度：1 ～ 1.5cm。

反应：局部抽麻等。

神经：分布着臂后皮神经、臂外侧皮神经和桡神经肌支。

主治：头痛、齿龈炎等。

（六）上肢外侧后线

上肢外侧后线共 8 个气穴。

1. 少泽

名义：该气穴名是根据其对某些病症有疗效而定的。"少"指小、小指；"泽"指水积聚之部位，还指恩惠、恩泽。"少泽"直意是在小指恩惠之部位，真实的含义是在小指治疗病症的好部位。

体位：自由体位，使小指尺侧向上。

位置：在小指尺侧，距爪甲角后约 0.3cm 处。《针灸甲乙经》："在手小指之端，去爪甲一分陷者中。"

方向：直刺。

深度：0.3cm。

反应：局部疼痛。

神经：分布着来自尺神经的指掌侧固有神经。

主治：头痛、感冒、支气管炎、哮喘、冠心病。

2. 前谷

名义：该气穴名是根据其在小指本节前凹陷处而定的。

体位：自由体位，小指尺侧向上。

位置：在小指尺侧，指掌关节的前方横纹端，指尖掐得凹陷处。《针灸甲乙经》："在手小指外侧，本节前陷者中。"

方向：直刺。

深度：0.3cm。

反应：局部抽麻。

神经：分布着来自尺神经的指背神经。

主治：头痛、眼结膜炎、鼻出血、耳鸣、扁桃体炎、支气管炎、肺结核、胸膜炎、乳腺炎、产后乳汁少、尺神经麻痹等。

3. 后溪

名义：该气穴名主要是根据其在小指本节后陷者中而定的。

体位：自由体位，小指尺侧向上。

位置：在第5掌骨小头后方的尺侧掌横纹端，指尖陷得凹陷处。《针灸甲乙经》："在手小指外侧，本节后陷者中。"

方向：直刺。

深度：1～2cm。

反应：局部抽麻，有时可传到小指。

神经：分布着来自尺神经的指背神经。

主治：中枢性病变引起的手屈不能或困难、尺神经炎。对头痛、癫痫、眼结膜炎、青光眼、鼻炎、冠心病等也有效。

4. 腕骨

名义：该气穴名主要是根据其在近腕骨处而定的。

体位：坐位或卧位，拇指向下。

位置：在手的尺侧，在第5掌骨底和三角骨之间的凹陷处。《针灸甲乙经》："在手外侧腕前，起骨下陷者中。"

方向：直刺。

深度：1cm。

反应：局部抽麻，有时可传到小指。

神经：分布着尺神经的手背支和桡神经。

主治：头痛、眼结膜炎、耳鸣、胸膜炎等。

5. 阳谷

名义：该气穴名主要是根据其在腕背凹陷处而定的。腕背属"阳"，凹陷处称"谷"。

体位：自由体位，手腕尺侧向上，微屈腕。

位置：在尺骨茎突和三角骨之间的凹陷处，屈腕取之。《针灸甲乙经》："在手外侧腕中，兑骨下陷者中。"

方向：直刺。

深度：0.5～1cm。

反应：局部抽麻，有时可传到小指。

神经：分布着尺神经的手背支和桡神经。

主治：尺神经炎、手屈困难、腕关节炎。对头痛、目眩、耳鸣、耳聋、齿龈炎等也有效。

6. 养老

名义：该气穴名是根据其对手瘫痪、麻木等功能障碍有显著疗效而定的。因老年人患中风时常出现手瘫痪等严重体征，生活不能自理，需他人照料。针刺该部位能使手的功能恢复正常，老年人生活能自理，健康度过晚年，故名"养老"。

体位：坐位或卧位，手心向下，腕放平。

位置：在尺骨的背侧面，尺骨小头上方约 2.5cm 处。《针灸甲乙经》："在手踝骨上一空，腕后一寸陷者中。"

方向：直刺。

深度：0.5 ～ 1cm。

反应：局部抽麻，有时可传到小指及无名指。

神经：分布着尺神经的手背支、桡神经和前臂内侧皮神经。

主治：腕关节炎、手和前臂瘫痪麻木等。对眼结膜炎、感冒、耳鸣也有效。

7. 支正

名义：该气穴名是根据其对手臂功能障碍，即手不能伸屈、前臂不能旋转等有显著疗效而定的。"支"指肢；"正"指正确、正常。老年人患中风后常引起手臂活动障碍，不能保持正常的位置，针刺该部位能使其恢复正常，特命名为"支正"。"支正"即使肢体恢复正常，真实含义是治疗前臂、腕关节、手部病症的好部位。

体位：坐位或卧位。

位置：在尺骨后面的中央，距腕后 11cm 处。《针灸甲乙经》："在肘后五寸。"

方向：直刺。

深度：1 ～ 2cm。

反应：局部抽麻，有时可传到手部。

神经：分布着前臂内侧皮神经和桡神经。

主治：前臂、腕、手瘫痪、疼痛及感觉异常。对头痛、头晕、精神分裂症也有效。

8. 小海

名义：该气穴名是根据其对某些病症有显著疗效而定的。"小"指大小的小；"海"指海洋。"小海"真实含义是治疗作用非常大的部位。

体位：坐位或卧位。

位置：在肱骨内上髁和尺骨鹰嘴中间，尺神经沟中。《灵枢·本输》："在肘内大骨外，去端半寸陷者中也。"《针灸甲乙经》："在肘内大骨外，去肘端五分陷者中。"

方向：直刺。

深度：0.5～1cm。

反应：局部抽麻等。

神经：分布着尺神经、臂内侧皮神经和前臂内侧皮神经。

主治：尺神经炎、臂丛神经炎、头痛、耳鸣、齿龈炎等。

第三节　胸背部

胸背部气穴共 37 个，背部分为背正中线、背旁线、背侧线，胸部分为前正中线、前正中旁线、锁乳肋线、前外线。

一、背正中线

背正中线共有 4 个气穴。

1. 大椎

名义：该气穴名主要是根据其位于第 7 颈椎棘突而定的。因第 7 颈椎棘突最长，从颈部开始能触摸到的首先是第 7 颈椎，故定名"大椎"。另外，此处直下的脊骨空里是颈膨大所在部位，也是大经会于脊椎空的部位，简称"大椎"。

体位：坐位，头微低。

位置：在第 7 颈椎棘突下。《针灸甲乙经》："在第一椎陷者中，三阳、督脉之会。"

方向：直刺。

深度：1.5～2cm。

反应：局部胀痛抽麻等。

神经：分布着第 7 颈神经后支。

主治：咽炎、感冒、支气管炎、癫痫、高热、颈项强痛等。

2. 陶道

名义：该气穴名主要是根据其对某些病症有显著疗效而定的。针刺该部位对某些病疗效好得能使人陶醉，特命名"陶道"。陶，陶醉；道，道路。"陶道"即疗效好、令人陶醉之道路。

体位：坐位，头微低。

位置：在第1胸椎棘突下。《针灸甲乙经》："在大椎节下间。"

方向：垂直刺入。

深度：1.5～2cm。

反应：局部胀痛抽麻等。

神经：分布着第8颈神经后支、第1胸神经后支。

主治：咽炎、感冒、哮喘、支气管炎、癫痫、高热、颈项强痛等。

3. 身柱

名义：该气穴名是根据其对某些病症有显著疗效而定的。针刺该部位能使躯体四肢活动障碍的瘫痪患者自由站立和行走，为了形容该部位之疗效，特命名"身柱"。身，身躯；柱，柱子。"身柱"即能支撑身体的柱子。

体位：坐位、头微低，或俯卧位。

位置：在第2胸椎棘突下。《针灸甲乙经》："在第三椎节下间。"

方向：垂直刺入。

深度：1.5～2cm。

反应：局部抽麻，有时可向下放散。

神经：分布着胸神经后支和副神经。

主治：脊髓炎、癫痫、背痛、支气管炎、肺结核、肺炎、哮喘、心动过速等。

4. 神道

名义：针刺该气穴对某些与神有关的病症疗效显著，特命名"神道"。

体位：坐位或俯卧位。

位置：在第4胸椎棘突下。《针灸甲乙经》："在第五椎节下间。"

方向：垂直刺入。

深度：1.5～2cm。

反应：局部抽麻、胀痛等。

神经：分布着胸神经后支和副神经。

主治：截瘫、高热、癫痫、背痛、支气管炎、哮喘、心动过速等。

二、背旁线

背旁线共 5 个气穴。

1. 大杼

名义：该气穴名较特殊。杼，会聚。大杼即全身较大的会聚之处。该部位是"项大经"所在部位。神经解剖证实，该气穴深层系臂丛神经分布之部位，故大杼可能是指深层的项大经的会聚——臂丛神经。

体位：坐位或卧位。

位置：在第 7 颈椎棘突下缘，平行往外移 3cm。《针灸甲乙经》："在项第一椎节下两旁，各一寸五分，陷者中。"

方向：垂直刺入。

深度：2～3cm。

反应：局部抽麻等。

神经：分布着第 1 胸神经后支、肩胛背神经、副神经和肋间神经，深层为第 1 胸神经根、支配第 1 胸交感神经的节前纤维（白交通交支）和感觉传导纤维。

主治：支气管炎、肺结核、胸膜炎、哮喘、咽炎、冠心病、感冒、癫痫、后枕部及颈项痛等。

2. 风门

名义：该气穴名是根据其治疗与风有关的某些病症（如上感、支气管炎等）疗效显著而定的。风，与风有关的一类疾病；门，门户。"风门"即治疗这类风病的门户。

体位：坐位或卧位。

位置：在第 1 胸椎棘突下缘，平行往外移 3cm。《针灸甲乙经》："在第二椎下两旁各一寸五分。"

方向：垂直刺入。

深度：2～3cm。

反应：局部抽麻、胀痛。

神经：分布着第2胸神经后支、肩胛背神经、副神经和肋间神经。深层为第2胸神经根，支配肺、心的第2胸交感神经节的节前纤维（白交通支）和感觉传导纤维。

主治：支气管炎、感冒、肺结核、胸膜炎、百日咳、哮喘、冠心病、风心病、后枕部及颈项痛等。

3. 肺俞

名义：针刺该气穴对肺部病症有显著疗效，古人认为这个部位是与肺有特殊联系和专治肺部病症的，特命名"肺俞"。

体位：坐位或卧位。

位置：在第2胸椎棘突下缘，平行往外移3cm。《针灸甲乙经》："在第三椎下两旁各一寸五分。"

方向：垂直刺入。

深度：1～2cm。

反应：局部抽麻等。

神经：分布着副神经、肩胛背神经、第3胸神经后支和肋间神经。深层为第3胸椎横突下和椎间孔，此孔发出的神经根系第3胸神经根，支配肺、心的第3胸交感神经节的节前纤维（白交通支）和感觉传导纤维。

主治：肺结核、肺炎、支气管炎、肺气肿、胸膜炎、风心病、冠心病等。

4. 厥阴俞

名义：该气穴名主要是根据其对某些病症有显著疗效而定的。针刺该部位能显著治疗与心相关的某些病症，古人认为手厥阴与心包有关，故命名"厥阴俞"；也可能古人进行解剖研究，发现该部位之经脉与心包有特殊联系，故命名"厥阴俞"；或者该穴名的形成与上述两种原因均有关。

体位：坐位或卧位。

位置：在第3胸椎棘突下缘，平行往外移3cm。《针灸甲乙经》："在第四椎下两旁各一寸五分。"

　　方向：垂直刺入。

　　深度：1～3cm。

　　反应：局部抽麻、胀痛等。

　　神经：分布着第4胸神经后支和副神经。深层是第4胸椎横突下和椎间孔，此孔发出的神经根系第4胸神经根，支配肺、心的第4胸交感神经节的节前纤维（白交通支）和感觉传导纤维。

　　主治：心内膜炎、风心病、冠心病、哮喘、胸膜炎、肺炎、支气管炎、肺结核等。

5. 心俞

　　名义：该气穴名主要是根据其治疗心脏病症有显著疗效和解剖后发现该部位的经脉与心脏有特殊联系而定的。

　　体位：坐位或卧位。

　　位置：在第4胸椎棘突下缘，平行往外移3cm。《针灸甲乙经》："在第五椎下两旁，各一寸五分。"

　　方向：垂直刺入。

　　深度：1～3cm。

　　反应：局部抽麻，有时胸中有松快感。

　　神经：分布着第5胸神经后支和副神经。深层为第5胸椎横突下和椎间孔，此孔发出的神经根系第5胸神经根，支配肺、心的第5胸交感神经节的节前纤维（白交通支）和感觉传导纤维。

　　主治：心内膜炎、风心病、支气管炎、肺结核、肺炎、冠心病、癫痫等。

三、背侧线

背侧线共4个气穴。

1. 附分

　　名义：该气穴名是根据其对某些病症有显著疗效而定的。附，另外加上；分，成分。附分即附加成分，实际指治病的好部位。

体位：坐位或卧位。

位置：在第1胸椎棘突下，平行往外移6cm。《针灸甲乙经》："在第二椎下附项内廉两旁各三寸。"

方向：直刺。

深度：1～2cm。

反应：局部抽麻等。

神经：分布着第2胸神经后支。

主治：感冒、支气管炎、肺炎、哮喘、心动过速、肩背痛等。

2. 魄户

名义：该气穴名是根据其对某些心、肺病症有显著疗效而定的。古人认为五脏与精神、情感关系密切，针刺该部位能治愈肺、心某些病引起的证候，故名"魄户"。

体位：坐位或卧位。

位置：在第2胸椎棘突下，平行往外移6cm。《针灸甲乙经》："在第三椎下两旁各三寸。"

方向：直刺。

深度：1～2.5cm。

反应：局部抽麻等。

神经：分布着第3胸神经后支。

主治：支气管炎、肺炎、肺结核、哮喘、心动过速、颈项痛、肩背痛等。

3. 膏肓俞

名义：该气穴名主要是根据其对深部和脏腑病症有显著疗效而定的。因膏肓指心下膈上、躯体四肢深部，故膏肓俞即治疗膏肓部位病症的腧穴。

体位：坐位或卧位。

位置：在第3胸椎棘突下，平行往外移6cm。《针灸甲乙经》："在第四椎下两旁相去各三寸。"

77

方向：垂直刺入。

深度：1～2cm。

反应：局部抽麻等。

神经：分布着第4胸神经后支。

主治：支气管炎、肺炎、肺结核、哮喘、心动过速等。

4. 神堂

名义：该气穴名主要是根据其对某些病引起的与神有关的证候有显著疗效而定的。古人认为心与神有关，由于针刺该部位对心的病症及其引起有关神的证候有疗效，特命名"神堂"。

体位：坐位或卧位。

位置：在第4胸椎棘突下，平行往外移6cm。《针灸甲乙经》："在第五椎下两旁各三寸陷者中。"

方向：直刺。

深度：1～2cm。

反应：局部抽麻等。

神经：分布着第5胸神经后支。

主治：阵发性心动过速、风湿性心脏病（风心病）、冠心病、心内膜炎、支气管炎、肺炎、肺结核、哮喘、肩背痛、高位截瘫等。

四、前正中线

前正中线共6个气穴。

1. 璇玑

名义：该气穴名是根据其对气管、肺之病症有显著疗效而定的，为了形容该部位之疗效，特选用古代珍贵的天文仪器"璇玑"为名。

体位：坐位。

位置：在胸骨柄中央，正对第14肋骨端凹陷处。《针灸甲乙经》："在天突出下一寸中央陷者中。"

方向：横刺。

深度：0.5～1cm。

反应：局部抽麻等。

神经：分布着头颈神经和肋间神经前皮支。

主治：扁桃体炎、咽炎、支气管炎、哮喘、肺气肿、肋间神经痛等。

2. 华盖

名义：该气穴名是根据其对胸部病症有显著疗效而定的，特别是对胸腔内脏器的病症疗效显著，为了形容该部位重要及珍贵，特命名"华盖"。

体位：坐位。

位置：在胸骨柄和胸骨体的交界处，即胸骨角的正中，正对第2肋骨端。《针灸甲乙经》："在璇玑下一寸陷者中。"

方向：横刺。

深度：0.5～1cm。

反应：局部抽麻等。

神经：分布着肋间神经前皮支。

主治：扁桃体炎、喉炎、支气管炎、肺气肿、胸膜炎等。

3. 紫宫

名义：该气穴名是根据其对胸腔内脏器病症有特殊疗效而定的。针刺该部位能治疗心肺某些病症，为了形容该部位非常珍贵，特命名"紫宫"。紫，紫色；宫，宫殿。"紫宫"直意即紫色的宫殿，系帝王所居之处。其真正含义是非常珍贵之部位。

体位：坐位。

位置：在胸骨体部的上1/4凹陷处，正对第3肋端。《针灸甲乙经》："在华盖下一寸六分陷者中。"

方向：横刺。

深度：0.5～1cm。

反应：局部抽麻等。

神经：分布着第 2 肋间神经前皮支。

主治：支气管炎、哮喘、肺结核、胸膜炎等。

4. 玉堂

名义：该气穴名是根据其对心肺之病症有显著疗效而定的。针刺该部位能治疗心肺某些病症，疗效好，很珍贵，特命名"玉堂"。玉，玉石；堂，殿堂。"玉堂"即贵重之殿堂。其真正含义是治疗心肺病症的珍贵部位。

体位：坐位。

位置：在胸骨体的中点，正对第 4 肋骨端。《针灸甲乙经》："在紫宫下一寸六分陷者中。"

方向：横刺。

深度：0.5 ～ 1cm。

反应：局部抽麻等。

神经：分布着肋间神经前皮支。

主治：支气管炎、哮喘、胸膜炎等。

5. 膻中

名义：该气穴名是根据其对心肺病症有显著疗效而定的，特命名"膻中"。"膻中"指胸腔中，该部位能治疗胸腔中的病症。

体位：坐位。

位置：在胸骨体的下 1/4 凹陷处，正对第 5 肋骨端。《针灸甲乙经》："在玉堂下一寸六分陷者中。"

方向：横刺。

深度：0.5 ～ 1cm。

反应：局部抽麻等。

神经：分布着肋间神经前皮支。

主治：支气管炎、哮喘、肺炎、肺结核、阵发性心动过速、冠心病、风心病、肋间神经痛、乳腺炎等。

6. 中庭

名义：该气穴名是根据其对胸腔内某些病症有显著疗效而定的。针刺该部位能治疗肺、心的某些病症，疗效好，很珍贵，特命名"中庭"。中，中间；庭，庭院。"中庭"即中间的庭院。其真正含义即治疗肺、心病症的珍贵部位。

体位：仰卧位或坐位。

位置：在胸骨体和剑突的交界处，正对肋骨端。《针灸甲乙经》："在膻中下一寸六分陷者中。"

方向：直刺。

深度：0.5～1cm。

反应：局部抽麻等。

神经：分布着肋间神经前皮支。

主治：哮喘、急性胃肠炎等。

五、前正中旁线

前正中旁线共6个气穴。

1. 俞府

名义：该气穴名是根据其对肺、心病症有显著疗效而定的。针刺该部位能治疗肺、心某些病症，特命名"俞府"。俞，输注；府，通"腑"。"俞府"即通往腑之部位。其真正含义是治疗肺、心病症的好部位。

体位：坐位。

位置：在前正中旁线的锁骨下缘。《针灸甲乙经》："在巨骨下，去璇玑旁各二寸陷者中。"

方向：斜刺。

深度：1～2cm。

反应：局部抽麻等。

神经：分布着胸前神经、臂丛的锁骨下肌支、锁骨上神经和肋间神经前皮支。

主治：支气管炎、肺结核、肺炎、胸膜炎、哮喘、百日咳、冠心病、肋间神经痛等。

2. 彧中

名义：该气穴名是根据其对肺、心病症有显著疗效而定的。彧，茂盛；中，中间、中心。"彧中"即茂盛的中心。其真实含义是治疗肺、心病症的好部位。

体位：坐位。

位置：在前正中旁线的第1肋下。《针灸甲乙经》："在俞府下一寸六分陷者中。"

方向：斜刺。

深度：1～2cm。

反应：局部抽麻等。

神经：分布着胸前神经和肋间神经。

主治：支气管炎、肺结核、肺炎、胸膜炎、百日咳、阵发生心动过速、冠心病、肋间神经痛等。

3. 神藏

名义：该气穴名是根据其对心脏病变引起的心神障碍有显著疗效而定的。神，神明；藏，中医有心藏神之说。"神藏"即该穴对藏神的心的病症有较好疗效。

体位：坐位。

位置：在前正中旁线的第2肋缘下。《针灸甲乙经》："在彧中下一寸六分陷者中。"

方向：斜刺。

深度：1～2cm。

反应：局部抽麻等。

神经：分布着胸前神经及肋间神经。

主治：支气管炎、肺炎、肺气肿、肺结核、胸膜炎、冠心病等。

4. 灵墟

名义：该气穴名是根据其对心脏病症所致神灵障碍有显著疗效而定的。灵，神灵；墟，旧址。"灵墟"即神灵所在部位。其真实含义是能使心病变致神灵障碍恢复的好部位。

体位：坐位。

位置：在前正中旁线的第3肋缘下。《针灸甲乙经》："在神藏下一寸六分陷者中。"

方向：斜刺。

深度：1～2cm。

反应：局部抽麻等。

神经：分布着胸前神经和肋间神经。

主治：支气管炎、肺结核、胸膜炎、哮喘、冠心病、肋间神经痛等。

5. 神封

名义：该气穴名是根据其对心病致神障碍的显著疗效而定的。神，神明、神灵；封，封闭，帝王把土地等封给人之意。"神封"即封给神灵之部位。其真实含义是治疗心病的好部位。

体位：坐位。

位置：在前正中旁线的第4肋缘下。《针灸甲乙经》："在灵墟下一寸六分陷者中。"

方向：斜刺。

深度：1～2cm。

反应：局部抽麻等。

神经：分布着胸前神经和肋间神经。

主治：冠心病、阵发性心动过速、支气管炎、胸膜炎、哮喘、乳腺炎、肋间神经痛等。

6. 步廊

名义：该气穴名是根据其对肺气肿、哮喘等症有显著疗效而定的。针刺该部位能治疗肺气肿、哮喘等病症，使呼吸困难、气短消失，患者能轻松自如地行走，故命名"步廊"。步，步行；廊，走廊。"步廊"直意即步行的走廊。其真实含义是治疗肺气肿、哮喘等病症的好部位。

体位：坐位。

位置：在前正中旁线的第 5 肋缘下。《针灸甲乙经》："在神封下一寸六分陷者中。"

方向：斜刺。

深度：1 ～ 2cm。

反应：局部抽麻等。

神经：分布着胸前神经和肋间神经。

主治：支气管炎、哮喘、肺气肿、胸膜炎、冠心病、乳腺炎、肋间神经痛等。

六、锁乳肋线

锁乳肋线共 5 个气穴。

1. 气户

名义：针刺该部位能治疗某些与呼吸有关的证候，形容该部位为气之门户，特命名"气户"。

体位：坐位或卧位。

位置：在锁乳肋线的锁骨下缘。《针灸甲乙经》："在巨骨下俞府旁各二寸陷者中。"

方向：斜刺。

深度：1 ～ 2cm。

反应：局部抽麻等。

神经：分布着锁骨上神经、胸前神经分支。

主治：支气管炎、肺结核、肺炎、胸膜炎、哮喘、百日咳、冠心病等。

2. 库房

名义：针刺该气穴能治疗某些心肺的多种病症，形容该部位作用非常广泛，特命名"库房"。

体位：坐位或卧位。

位置：在锁乳肋线的第 1 肋缘下。《针灸甲乙经》："在气户下一寸六分陷者中。"

方向：斜刺。

深度：1～2cm。

反应：局部抽麻等。

神经：分布着胸前神经和肋间神经。

主治：支气管炎、肺炎、胸膜炎、哮喘、冠心病等。

3. 屋翳

名义：针刺该气穴能治疗胸腔内多种病症，为了形容该部位对胸腔内多种病症有显著疗效，特命名"屋翳"。古人将胸腔比作屋；翳，有盖、窗之意。"屋翳"直意是屋的窗户或盖。其真正含义即进入胸腔的窗口，治疗胸内病症的好部位。

体位：坐位或卧位。

位置：在锁乳肋线的第2肋缘下。《针灸甲乙经》："在库房下一寸六分陷者中。"

方向：斜刺。

深度：1～2cm。

反应：局部抽麻等。

神经：分布着胸前神经和肋间神经。

主治：支气管炎、肺结核、肺炎、胸膜炎、冠心病、肋间神经痛等。

4. 膺窗

名义：该气穴名是根据其对胸腔内脏器多种病症有显著疗效而定的。膺，胸；窗，窗户。"膺窗"即胸的窗口，窗口能直接通往胸腔。其实际含义即治疗胸腔内病症的好部位。

体位：坐位或卧位。

位置：在锁乳肋线的第3肋缘下。《针灸甲乙经》："在屋翳下一寸六分。"

方向：斜刺。

深度：1～2cm。

反应：局部抽麻等。

神经：分布着胸前神经和肋间神经。

主治：支气管炎、肺结核、肺炎、胸膜炎、哮喘、冠心病、乳腺炎、肋间神经痛等。

5. 乳中

名义：该气穴名是根据其所在部位而定的。

体位：坐位。

位置：在锁乳肋线的第 5 肋缘下。《针灸甲乙经》："在乳下一寸六分陷者中。"

方向：斜刺。

深度：1～2cm。

反应：局部抽麻等。

神经：分布着胸前神经和肋间神经。

主治：乳腺炎、乳汁分泌不足、支气管炎、肺结核、胸膜炎、冠心病、肋间神经痛等。

七、前外侧线

前外侧线共 6 个气穴。

1. 云门

名义：该气穴名是根据其对肺、心某些病症有显著疗效而定的。

体位：坐位或卧位。

位置：在前外线的锁骨外端下缘，肩胛骨喙突的内侧。《针灸甲乙经》："在巨骨下，气户两旁各二寸陷者中。动脉应手。"

方向：向外斜刺。

深度：1～2cm。

反应：局部抽麻等。

神经：分布着锁骨上神经中、后支，胸前神经分支及臂丛的外侧束。

主治：支气管炎、胸膜炎、哮喘、冠心病、肋间神经痛、臂丛神经炎等。

2. 中府

名义：该气穴名是根据其能治疗胸腔内脏器某些病症而定的。古人为了肯定该部位的疗效价值，特命名"中府"。中，集中；府，储藏财物的地方（府库）。"中府"实际含义即治疗胸内多种病症最重要的部位。

体位：坐位或卧位。

位置：在前外侧线第 2 肋骨的外侧。《针灸甲乙经》："在云门下一寸乳上三肋间陷者中，动脉应手。"

方向：向外斜刺。

深度：1～2cm。

反应：局部抽麻等。

神经：分布着胸前神经、胸神经和肋间神经。

主治：支气管炎、肺结核、肺炎、胸膜炎、哮喘、阵发性心动过速、冠心病等。

3. 周荣

名义：该气穴名是根据其对心、肺某些病症有显著疗效而定的。周，周围、周行；荣，荣养。"周荣"即荣养周围。其真正含义是针刺该部位对心、肺病症有显著疗效。

体位：坐位或卧位。

位置：在前外线的第 2 肋下。《针灸甲乙经》："在中府下一寸六分陷者中。"

方向：斜刺。

深度：1～2cm。

反应：局部抽麻等。

神经：分布着胸前神经、胸长神经和肋间神经。

主治：支气管炎、肺气肿、肺结核、胸膜炎、哮喘、冠心病、肋间神经痛等。

4. 胸乡

名义：针刺该部位能治疗胸腔脏器部分病症，特命名"胸乡"。

体位：坐位或卧位。

位置：在前外侧线的第 3 肋缘下。《针灸甲乙经》："在周荣下一寸六分陷者中。"

方向：斜刺。

深度：1～2cm。

反应：局部抽麻等。

神经：分布着胸前神经、胸长神经和肋间神经。

主治：支气管炎、肺气肿、哮喘、冠心病、肋间神经痛等。

5. 天溪

名义：针刺该部位对心、肺病症有显著疗效，为了形容其疗效，特命名"天溪"。溪，山间小溪。"天溪"即最大的溪。其真正含义是治疗心、肺病症的最好部位。

体位：坐位或卧位。

位置：在前外侧线第4肋缘下。《针灸甲乙经》："在胸乡下一寸六分陷者中。"

方向：斜刺。

深度：1～2cm。

反应：局部抽麻等。

神经：分布着胸长神经和肋间神经。

主治：支气管炎、肺结核、肺炎、胸膜炎、哮喘、冠心病、乳腺炎、肋间神经痛等。

6. 食窦

名义：该气穴名是根据其对消化系统病症有疗效而定的。食，饮食；窦，空、道。"食窦"即食物通过之道路。

体位：坐位或卧位。

位置：在前外线的第5肋缘下。《针灸甲乙经》："在天溪下一寸六分陷者中。"

方向：斜刺。

深度：1～2cm。

反应：局部抽麻等。

神经：分布着胸长神经和肋间神经。

主治：肺气肿、肺炎、冠心病、肝炎、胆囊炎、胃炎、十二指肠溃疡、肋间神经痛等。

第四节　上腹及背部

上腹及背部气穴共 48 个，分为背正中线、背正中旁线、背侧线、前正中线、前正中旁线、前侧 1 线、前侧 2 线、前侧 3 线。

一、背正中线

背正中线共 5 个气穴。

1. 灵台

名义：该气穴名是根据其对某些病症有显著疗效而定的。灵，灵验、聪明；台，指建造的台子。"灵台"直意即建造的非常灵验的台子，实际含义是治疗某些病症非常灵验的特殊部位。

体位：坐位。

位置：在第 5 胸椎棘突下。《素问·气府论》："在第六椎节下间。"（王冰注）

方向：垂直刺入。

深度：1.5 ～ 2cm。

反应：局部抽麻感。

神经：分布着第 6 胸神经后支。

主治：哮喘、支气管炎、肺炎、心动过速、肋间神经痛、肠胃炎、肝炎、胆囊炎等。

2. 至阳

名义：针刺该部位对躯体四肢多种病症有效，特命名"至阳"。至，到；阳，古人称人体背部为阳。

体位：坐位或卧位。

位置：在第 6 胸椎棘突下。《针灸甲乙经》："在第七椎节下间。"

方向：垂直刺入。

深度：1.5 ～ 2cm。

89

反应：局部抽麻。

神经：分布着第7胸神经后支。

主治：消化不良、胃炎、肝炎、胆囊炎、肺气肿、冠心病、背痛等。

3. 筋缩

名义：该气穴名主要是根据其治疗的证候而定的。因脊骨空里髓在此部位病损后可引起屈曲性瘫痪，似筋缩，针刺该部位能使似筋缩的现象治愈或好转，故命名"筋缩"。

体位：坐位或卧位。

位置：在第8胸椎棘突下。《针灸甲乙经》："在第九椎节下间。"

方向：垂直刺入。

深度：1.5～2cm。

反应：局部抽麻。

神经：主要分布着第9胸神经后支。

主治：截瘫、背痛、癫痫、胃炎、胃痉挛、胃溃疡、肝炎、胆囊炎等。

4. 中枢

名义：该气穴名是根据其所在部位而定的。该部位在第9胸椎棘突下，古人认为脊柱为21节，此在十椎节下间，近脊椎的中间，因脊骨空里髓又称枢，所以将此部位称为"中枢"。

体位：坐位或卧位。

位置：在第9胸椎棘突下。

方向：垂直刺入。

深度：1.5～2cm。

反应：局部抽麻等。

神经：分布着第10胸神经后支。

主治：消化不良、急性胃肠炎、胆囊炎、腰背痛等。

5. 脊中

名义：该气穴名是根据其所在部位而定的。脊中在十一椎节下间，古人认为脊椎为 21 节，十一节下即其中间，特命名"脊中"。

体位：坐位或卧位。

位置：在第 10 胸椎棘突下。《针灸甲乙经》："在第十一椎节下间。"

方向：垂直刺入。

深度：1.5 ～ 2cm。

反应：局部抽麻。

神经：分布着第 11 胸神经后支。

主治：急性胃肠炎、细菌性痢疾、消化不良、癫痫等。

二、背正中旁线

背正中旁线共 6 个气穴。

1. 督俞

名义：督俞，即治疗督脉病症的腧穴。该气穴名是根据其对督脉病症有显著疗效和解剖后发现该部位之经脉与督脉有特殊联系而定的。

体位：坐位或卧位。

位置：在第 5 胸椎棘突下缘，平行往外移 3cm。《针灸资生经》："在第六椎下两旁各一寸五分。"

方向：垂直刺入。

深度：2 ～ 3cm。

反应：局部抽麻等。

神经：分布着第 6 胸神经后支、副神经和胸背神经。深层是第 6 胸椎神经节的节前纤维（白交通支）和感觉神经传导纤维。

主治：心内膜炎、心动过速、风心病、冠心病、肝炎、胆囊炎、胃炎、胃溃疡等。

2. 膈俞

名义：膈俞即膈的腧穴。该气穴名是根据其对与膈相关病症有显著疗效和解剖后发现该部位之经脉与膈有联系而定的。

体位：坐位或卧位。

位置：在第 6 胸椎棘突下缘，平行往外移 3cm。《针灸甲乙经》："在第七椎下两旁各一寸五分。"

方向：垂直刺入。

深度：2～3cm。

反应：局部抽麻。

神经：分布着第 7 胸神经后支、副神经和胸背神经。深层是第 7 胸椎横突下和椎间孔，此孔发出的神经根系第 7 胸神经根，支配肝、胆、胃的第 7 胸交感神经节的节前纤维（白交通支）和感觉传导纤维。

主治：胃炎、胃溃疡、胃痉挛、肝炎、胆囊炎、心内膜炎、惊悸、胸膜炎、哮喘、肠炎等。

3. 肝俞

名义：肝俞即治疗肝病症的腧穴。该气穴名是其对某些肝病症有显著疗效和解剖后发现该部位之经脉与肝脏有特殊联系而定的。

体位：坐位或卧位。

位置：在第 8 胸椎棘突高点，平行往外移 3cm。《针灸甲乙经》："在第九椎两旁各一寸五分。"

方向：垂直刺入。

深度：2～3cm。

反应：局部抽麻。

神经：分布着第 9 胸神经后支。深层是第 9 胸椎横突下和椎间孔，此孔发出的神经根系第 9 胸神经根，支配肝、胆、胃的第 9 胸交感神经节的节前纤维（白交通支）和感觉传导纤维。

主治：急性胃炎、胃溃疡、胃扩张、胃痉挛、胃出血、肝炎、胆囊炎、胆结石、肠炎等。

4. 胆俞

名义：胆俞即治疗胆病症的腧穴。该气穴名是根据其对某些胆病症有显著疗效和解剖后发现该部位之经脉与胆囊有特殊联系而定的。

体位：坐位或卧位。

位置：在第 9 胸椎棘突下缘，平行往外移 3cm。《针灸甲乙经》："在第十椎下两旁各一寸五分。"

方向：垂直刺入。

深度：2 ～ 3cm。

反应：局部抽麻等。

神经：分布着第 10 胸神经后支。深层是第 10 胸椎横突下和椎间孔，此孔发出的神经根系第 10 胸神经根，支配小肠的第 10 胸交感神经节的节前纤维（白交通支）和感觉传导纤维。

主治：急、慢性胃肠炎，细菌性痢疾，肠痉挛，肠虫症，消化不良，肝炎，胆囊炎，胃炎等。

5. 脾俞

名义：脾俞即治疗脾病症的腧穴。该气穴名是根据其对某些脾之病症疗效显著而定的。

体位：坐位或卧位。

位置：在第 10 胸椎棘突下缘，平行往外移 3cm。《针灸甲乙经》："在第十一椎下两旁各一寸五分。"

方向：垂直刺入。

深度：2 ～ 3cm。

反应：局部抽麻。

神经：分布着第 11 胸神经后支。深层是第 11 胸椎横突下和椎间孔，此孔发出的神经根系第 11 胸神经根，支配小肠、结肠的第 11 胸交感神经节的节前纤维（白交通支）和感觉传导纤维。

主治：急、慢性胃肠炎，细菌性痢疾，肠虫症，消化不良，肠炎，胃、十二指肠溃疡，腹水，肝炎，胆囊炎等。

6. 胃俞

名义：胃俞即治疗胃病症的腧穴。该气穴名是根据其对胃的某些病症有显著疗效及解剖后发现该部位之经脉与胃有特殊联系而定的。

体位：坐位或卧位。

位置：在第 11 胸椎棘突下，紧靠第 12 胸椎棘突上，平行往外移 3cm。《针灸甲乙经》："在第十二椎下两旁各一寸五分。"

方向：垂直刺入。

深度：3 ～ 4cm。

反应：局部抽麻。

神经：分布着第 12 胸神经后支。深层是第 12 胸椎横突下和椎间孔，此孔发出的神经根系第 12 胸神经根，支配第 12 胸交感神经节的节前纤维（白交通支）和感觉传导纤维。

主治：肠炎，消化不良，肠鸣，腹部胀满，过敏性结肠炎，胃、十二指肠溃疡，胃炎等。

三、背侧1线

背侧 1 线共 6 个气穴。

1. 譩譆

名义：譩譆指叹息声。因以手压穴处，"令患者呼譩譆应手"，故而得名。

体位：坐位或卧位。

位置：在第 5 胸椎棘突下缘，平行往外移 6cm。《针灸甲乙经》："在肩膊内廉，挟第六椎下两旁各三寸。"

方向：直刺。

深度：1 ～ 2cm。

反应：局部抽麻等。

神经：深层为第 6 胸神经后支。

主治：阵发性心动过速、风心病、冠心病、心内膜炎、支气管炎、肺炎、肺结核、哮喘、呃逆、急性胃炎等。

2. 膈关

名义：该气穴名主要是根据其对膈的病症有显著疗效而定的。古人认为此处是通向膈的关口，故命名"膈关"。

体位：坐位或卧位。

位置：在第6胸椎棘突下，平行往外移6cm。《针灸甲乙经》："在第七椎下两旁各三寸陷者中。"

方向：直刺。

深度：1～2cm。

反应：局部抽麻等。

神经：分布着第7胸神经后支。

主治：急性胃炎、膈肌痉挛、肋间神经痛等。

3. 魂门

名义：古人认为肝与精神、情感关系密切。针刺该部位对肝病引起的精神、情感障碍有疗效，特命名"魂门"。魂有精神、情感之意。

体位：坐位。

位置：在第8胸椎棘突下，平行往外移6cm陷者中。《针灸甲乙经》："在第九椎下两旁各三寸陷者中。"

方向：直刺。

深度：1～2cm。

反应：局部抽麻等。

神经：分布着第9胸神经后支。

主治：肝炎、胆囊炎、胃炎、胃溃疡、消化不良等。

4. 阳纲

名义：该气穴名主要是根据其对某些病症有显著疗效而定的。阳，体表背部；纲，统帅。针刺该部位对背部多种病症有效，特命名"阳纲"。

体位：卧位。

位置：在第 9 胸椎棘突下，平行往外移 6cm 陷者中。《针灸甲乙经》："在第十椎下两旁各三寸陷者中。"

方向：垂直刺入。

深度：1～2cm。

反应：局部抽麻等。

神经：分布着胸神经后支、第 10 肋间神经干。

主治：腰背疼痛、消化不良、胃溃疡、胃炎、肝炎、胆囊炎、肠炎、细菌性痢疾、肠虫症等。

5. 意舍

名义：古人认为脾与精神、情感关系密切。针刺该部位对脾病引起的情感、意识障碍有疗效，特命名"意舍"。

体位：卧位。

位置：在第 10 胸椎棘突下，平行往外移 6cm。《针灸甲乙经》："在第十一椎下两旁各三寸陷者中。"

方向：直刺。

深度：2～3cm。

反应：局部抽麻等。

神经：分布着第 11 肋间神经干。

主治：消化不良、肠炎、细菌性痢疾等。

6. 胃仓

名义：该气穴名是根据其对胃病有特殊疗效而定的。因胃部之多种病变常引起食欲不佳，进食较少，针刺该部位能使多种胃病治愈或好转，食欲增加，古人形容治疗后胃功能正常，能容纳很多东西，似仓库，故名"胃仓"。

体位：卧位。

位置：在第 11 胸椎棘突下，平行往外移 6cm。《针灸甲乙经》："在第十二椎下两旁各三寸陷者中。"

方向：直刺。

深度：2 ～ 3cm。

反应：局部抽麻等。

神经：分布着第 12 肋间神经干。

主治：胃炎、过敏性结肠炎、便秘、十二指肠溃疡、肠炎等。

四、前正中线

前正中线共 10 个气穴。

1. 鸠尾

名义：该气穴于胸骨剑突尖端下，胸骨剑突似鸠鸟之尾，特命名"鸠尾"。

体位：卧位。

位置：在胸骨剑突尖端下约 1cm。《针灸甲乙经》："在臆前蔽骨下五分。"

方向：直刺，向下斜刺。

深度：1 ～ 2cm。

反应：局部抽麻、胀痛等。

神经：分布着肋间神经前皮支。

主治：急性肠炎，胃、十二指肠溃疡，哮喘，冠心病等。

2. 巨阙

名义：该气穴名是根据其对气闭、昏倒等症有显著疗效而定的。古人将气闭、昏倒等称为"厥"，该部位对厥有巨大的作用，特命名"巨阙"。巨，巨大；阙，昏倒、气闭等。

体位：卧位。

位置：在鸠尾下 2cm。《针灸甲乙经》："在鸠尾下一寸。"

方向：直刺。

深度：1 ～ 2cm。

神经：分布着第 7 肋间神经前皮支。深部正对肝的左叶。

主治：急性胃炎，胃、十二指肠溃疡，胃痉挛，胃下垂，消化不良，腹膜炎，胸膜炎，支气管炎，冠心病，肝炎，胆囊炎等。

3. 上脘

名义：该气穴名是根据其所在部位而定的。上，上部；脘，胃脘。"上脘"即胃脘的上部。该气穴正位于胃脘上部对应的体表部位，特命名"上脘"。

体位：卧位。

位置：在中脘上 2cm。《针灸甲乙经》："在巨阙下一寸五分。"

方向：直刺。

深度：2～3cm。

反应：局部抽麻等。

神经：分布着第 7 肋间神经前皮支。

主治：急、慢性胃炎，胃扩张，胃下垂，食欲不振，消化不良，胃溃疡，腹膜炎，肾炎等。

4. 中脘

名义：该气穴名是根据其所在部位而定的。中，中部；脘，胃脘。"中脘"即胃的中部。该气穴正位于胃脘中部对应的体表部位，特命名"中脘"。

体位：卧位。

位置：在脐上 8cm。《针灸甲乙经》："在上脘下一寸。"

方向：直刺。

深度：2～4cm。

反应：局部抽麻等。

神经：分布着第 7 肋间神经前皮支。

主治：急、慢性胃炎，胃、十二指肠溃疡，胃扩张，胃下垂，胃酸过少，膈肌痉挛，腹膜炎，肠炎，食欲不振，消化不良，肾结石，休克等。

5. 建里

名义：该气穴名是根据其对上腹部多种病症有显著疗效而定的。建，建设；里，腹里。"建里"即建设腹里。其真正含义是治疗腹里病症的好部位。

体位：卧位。

位置：在脐上 6cm。《针灸甲乙经》："在中脘下一寸。"

方向：直刺。

深度：2 ～ 4cm。

反应：局部抽麻等。

神经：分布着第 8 肋间神经前皮支。

主治：胃扩张，胃下垂，急性胃肠炎，胃、十二指肠溃疡，膈肌痉挛，腹膜炎等。

6. 下脘

名义：该气穴名是根据其所在部位而定的。下，下部；脘，胃脘。"下脘"即指胃脘的下部。该气穴在胃脘下部对应的体表部位，特命名"下脘"。

体位：卧位。

位置：在脐上 4.5cm。《针灸甲乙经》："在建里下一寸。"

方向：直刺。

深度：2 ～ 4cm。

反应：局部抽麻等。

神经：分布着第 8 肋间神经前皮支。

主治：胃扩张，胃下垂，急性胃炎，胃、十二指肠溃疡，肠炎等。

7. 水分

名义：该气穴名是根据其对腹泻等症有显著疗效而定的。针刺后能迅速使大便中的水分有明显改变，特命名"水分"。

体位：卧位。

位置：在脐上 2cm。《针灸甲乙经》："在下脘下一寸，脐上一寸。"

方向：直刺。

深度：2 ～ 4cm。

反应：局部抽麻等。

神经：分布着第 8、9 肋间神经前皮支。

主治：胃下垂、腹泻、腹水等。

8. 神阙

名义：该气穴名是根据其对气闭昏厥有显著疗效而定的。古人将气闭、昏倒等症称为"厥"，为了形容该部位对"厥"有神奇疗效，特命名"神阙"。该气穴仅灸，禁刺。

体位：卧位。

位置：在脐正中。《针灸甲乙经》："脐中。"

神经：分布着第 10 肋间神经前皮支。

主治：慢性胃肠炎、细菌性痢疾、腹水等。

9. 阴交

名义：该气穴名是根据其对腹内某些病症有效而定的。古人称体表为阳、体腔内为阴，故命名"阴交"。

体位：卧位。

位置：在脐下 2.5cm。《针灸甲乙经》："在脐下一寸。"

方向：直刺。

深度：2～4cm。

反应：局部抽麻等。

神经；分布着第 10 肋间神经前皮支。

主治：腹膜炎、细菌性痢疾、肠炎、过敏性结肠炎、月经不调、功能性子宫出血等。

10. 气海

名义：该气穴名是根据其对下腹部某些病症有显著疗效而定的。气有多种含义，中医界习惯指病象或病名，如湿气、脚气、痰气等。"气海"即治疗腹内多种病症的海。

体位：卧位。

位置：在脐下 4cm。《针灸甲乙经》："在脐下一寸五分。"

方向：直刺。

深度：2～4cm。

反应：局部抽麻等。

神经：分布着第 11 肋间神经前皮支等。

主治：腹膜炎、细菌性痢疾、肠炎、过敏性结肠炎、月经不调、功能性子宫出血、痛经、膀胱炎、遗精、遗尿等。

五、前正中旁线

前正中旁线共 6 个气穴。

1. 幽门

名义：该气穴名是根据其所在部位而定的。幽门，指胃的下口，为七冲门之一。《难经·四十四难》："太仓下口为幽门。"该部位直下即幽门附近，由此而得名。

体位：卧位。

位置：在巨阙旁各 2cm。《针灸甲乙经》："在巨阙旁各五分陷者中。"

方向：直刺。

深度：1 ～ 2cm。

反应：局部抽麻等。

神经：分布着第 7 肋间神经前皮支。

主治：胃、十二指肠溃疡，急性胃肠炎，胃下垂，肝炎，胆囊炎，支气管炎，肋间神经痛等。

2. 腹通谷

名义：该气穴名是根据其对腹内某些病症有显著疗效而定的。古人认为该部位是通向腹深部的穴道，特命名"腹通谷"。

体位：卧位。

位置：在上脘旁 2cm。《针灸甲乙经》："在幽门下一寸陷者中。"

方向：直刺。

深度：1.5 ～ 3cm。

反应：局部抽麻等。

神经：分布着第 7 肋间神经前皮支。

101

主治：急、慢性胃炎，胃扩张，胃下垂，胃痉挛，消化不良，肝炎，胆囊炎，哮喘等。

2. 阴都

名义：该气穴名是根据其对腹内某些病症有显著疗效而定的。古人称外为阳、内为阴，腹内用"阴"代表；都，重要、大。为了形容该部位对腹内某些病症的疗效，特命名"阴都"。

体位：卧位。

位置：在中脘旁 2cm。《针灸甲乙经》："在通谷下一寸。"

方向：直刺。

深度：2～4cm。

反应：局部抽麻等。

神经：分布着第 7 肋间神经前皮支。

主治：急、慢性胃炎，肝炎，胆囊炎，腹膜炎，哮喘等。

3. 石关

名义：该气穴名是根据其对消化功能障碍有特殊疗效而定的。形容针刺该部位后，胃肠连石头都可以消化，特命名"石关"。

体位：卧位。

位置：在建里穴旁 2cm。《针灸甲乙经》："在阴都下一寸。"

方向：直刺。

深度：2～4cm。

反应：局部抽麻等。

神经：分布着第 8 肋间神经前皮支。

主治：胃炎、消化不良、胃痉挛、便秘、肝炎、胆囊炎等。

4. 商曲

名义：该气穴名是根据其对胃肠某些病症有显著疗效而定的。针刺该部位能治疗胃肠的某些病症，使其功能恢复正常。胃肠都是弯弯曲曲的；商，商榷、得到。"商曲"即得到弯弯曲曲之原状。

体位：卧位。

位置：在下脘穴旁 2cm。《针灸甲乙经》："在石关下一寸。"

方向：直刺。

深度：2 ～ 4cm。

反应：局部抽麻等。

神经：分布着第 8 肋间神经前皮支。

主治：胃痉挛、急性胃肠炎、腹膜炎、消化不良、肝炎、胆囊炎等。

5. 肓俞

名义：该气穴名是根据其对腹内某些病症有显著疗效而定的。肓，膏肓，或深部；俞，腧穴。"肓俞"直意即达到深部的腧穴。其真正含义是治疗腹内病症的腧穴。

体位：卧位。

位置：在脐中旁 2cm。《针灸甲乙经》："在商曲下一寸，直脐旁五分。"

方向：直刺。

深度：2 ～ 4cm。

反应：局部抽麻等。

神经：分布着第 10 肋间神经前皮支。

主治：便秘、肠炎、脱肛、月经不调等。

6. 中注

名义：针刺该部位对下腹部某些病症有显著疗效，特命名"中注"。中，中间、集中等；注，灌注、注入等。"中注"直意即集中注入。其真正含义即治疗下腹部某些病症的好部位。

体位：卧位。

位置：在阴交旁 2cm。《针灸甲乙经》："在肓俞下五分。"

方向：直刺。

深度：2 ～ 4cm。

反应：局部抽麻等。

神经：分布着第 10 肋间神经前皮支。

主治：便秘、肠炎、脱肛、月经不调等。

六、前侧 1 线

前侧 1 线共 8 个气穴。

1. 不容

名义：针刺该部位能治愈某些胃病，对食欲不振、消化不良疗效尤甚，为形容该部位之特殊功效，特命名"不容"。不容即不能容纳，实际指针刺该部位专治胃不能容纳。

体位：卧位。

位置：在幽门旁 4cm。《针灸甲乙经》："在幽门旁各一寸五分。"

方向：直刺。

深度：1.5 ～ 2.5cm。

反应：局部抽麻等。

神经：分布着第 7 肋间神经分支。

主治：急性胃炎，胃、十二指肠溃疡，胃扩张，腹胀，食欲不振，肝炎，胆囊炎，肋间神经痛等。

2. 承满

名义：针刺该部位能治疗某些胃肠病，可使食欲及消化功能恢复正常。为形容针刺该部位后，使胃能承受很多食物，特命名"承满"。

体位：卧位。

位置：在腹通谷旁 4cm。《针灸甲乙经》："在不容下一寸。"

方向：直刺。

深度：1.5 ～ 2.5cm。

反应：局部抽麻等。

神经：分布着第 7 肋间神经分支。

主治：急性胃肠炎，胃、十指肠溃疡，胃痉挛，幽门梗阻，腹膜炎，肝炎，胆囊炎等。

3. 梁门

名义：针刺该部位能治疗腹内某些病症。形容该部位似进入腹腔的桥梁、门户，特命名"梁门"。

体位：卧位。

位置：在阴都穴旁 4cm。《针灸甲乙经》："在承满下一寸。"

方向：直刺。

深度：1.5 ～ 2.5cm。

反应：局部抽麻等。

神经：分布着第 8 肋间神经分支。

主治：急性胃炎，胃痉挛，胃、十二指肠溃疡，胃扩张，肝炎，胆囊炎等。

4. 关门

名义：针刺该部位能治疗腹内某些病症。为形容该部位之功效，特命名"关门"。其直意是关口或门户。真实含义即是治疗腹内病症的好部位。

体位：卧坐。

位置：在石关穴旁 4cm。《针灸甲乙经》："在梁门下，太乙上。"

方向：直刺。

深度：2 ～ 4cm。

反应：局部抽麻等。

主治：急性胃肠炎、胃痉挛、食欲减退、消化不良、便秘、遗尿、腹水等。

5. 太乙

名义：针刺该部位能治疗上腹部某些病症。为形容该部位之功效，特命名"太乙"。太，最好，到极点；乙，天干第二、第二。"太乙"是第二达到了极点，即第一之意。

体位：卧位。

位置：在商曲穴旁 4cm。《针灸甲乙经》："在关门下一寸。"

方向：直刺。

深度：2 ～ 4cm。

反应：局部抽麻等。

神经：分布着第 8、9 肋间神经分支。

主治：急性胃肠炎、胃痉挛、消化不良、遗尿、癫痫、精神分裂症等。

6. 滑肉门

名义：针刺该部位能治疗某些腹内病症，特别是对消化不良疗效尤甚。为了肯定和形容该部位之功效，特命名"滑肉门"。消化不良，特别是吃肉后更易腹泻，针刺该部位后能治疗消化不良，吃肉后也不腹泻。"滑肉门"真正含义即防止滑肉的门户。

体位：卧位。

位置：在水分穴旁 6cm。《针灸甲乙经》："在太乙下一寸。"

方向：直刺。

深度：2 ～ 4cm。

反应：局部抽麻等。

神经：分布着第 9 肋间神经分支。

主治：急性胃肠炎，胃、十二指肠溃疡，肠炎，细菌性痢疾，肝硬化腹水，肾炎引起浮肿，月经不调等。

7. 天枢

名义：针刺该部位能治疗腹内某些病症。为形容该部位之特殊功效，特命名"天枢"。

体位：卧位。

位置：在脐旁 6cm。《针灸甲乙经》："挟脐两旁各二寸陷者中。"

方向：直刺。

深度：2 ～ 5cm。

反应：局部抽麻等。

神经：分布着第 10 肋间神经分支。

主治：急、慢性胃肠炎，肠虫症，细菌性痢疾等。

8. 外陵

名义：该气穴名是根据其所在部位而定的。因其在腹直肌外侧，腹直肌较高，故古人将其比喻为"陵"。

体位：卧位。

位置：在中注旁 4cm。《针灸甲乙经》："在天枢下，大巨上。"

方向：直刺。

深度：2～5cm。

反应：局部抽麻等。

神经：分布着第 10 肋间神经分支。

主治：急、慢性肠炎，细菌性痢疾，腹膜炎，子宫、附件炎等。

七、前侧 2 线

前侧 2 线共 4 个气穴。

1. 期门

名义：针刺该部位能治疗右上腹部某些病症，对肝病疗效尤甚，古人为了形容该部位之功效，特命名"期门"。期，盼望、希望；门，门户。"期门"直意即期望之门户。其真实含义是治疗右上腹部病症的好部位。

体位：卧位。

位置：在乳头直下，第 6 肋间隙。《针灸甲乙经》："在第二肋端，不容旁一寸五分，上直两乳。"

方向：直刺。

深度：1～2cm。

反应：局部抽麻等。

神经：分布着第 6 肋间神经。

主治：肝炎、胆囊炎、胁痛、腹胀、吐酸、乳痛等。

2. 日月

名义：针刺该穴部位能治疗右上腹病症，对胆之病症疗效尤甚。古人为了形容该部位之功效，特命名"日月"。日，太阳；月，月亮。"日月"即太阳、月亮。其真正含义是治疗右上腹部病症的好部位。

体位：卧位。

位置：在期门下1肋，即指乳头直下第7肋间隙。《针灸甲乙经》："在期门下一寸五分。"

方向：直刺。

深度：1～1.5cm。

反应：局部抽麻等。

神经：分布着第7肋间神经。

主治：急性胃炎，胃痉挛，胃、十二指肠溃疡，肝炎，胆囊炎，胆结石，膈肌痉挛，消化不良等。

3. 腹哀

名义：针刺该部位能治疗腹内某些病症。为了形容该部位之显著功效，特命名"腹哀"。哀，哀求。"腹哀"含义是腹部哀求在该部位针刺，以治疗其病症。

体位：卧位。

位置：在日月穴直下，与建里穴平行。《针灸甲乙经》："在日月下一寸五分。"

方向：直刺。

深度：1～2cm。

反应：局部抽麻等。

神经：分布着第8肋间神经。

主治：胃、十二指肠溃疡，胃炎，胃痉挛，消化不良，腹膜炎等。

4. 大横

名义；针刺该部位能治疗腹部某些病症，为了形容该部位之特殊功效，特命名"大横"。横，意外、不寻常。"大横"直意是大不寻常，非常特殊。其真实含义是治疗腹部某些病症的好部位。

体位：卧位。

位置：在腹哀直下与脐平行之处。《针灸甲乙经》："在腹哀下三寸，直脐旁。"

方向：直刺。

深度：2.5 ～ 4cm。

反应：局部抽麻等。

神经：分布着第 10 肋间神经。

主治：急、慢性胃肠炎，习惯性便秘，肝炎，胆囊炎等。

八、前侧 3 线

前侧 3 线共 2 个气穴。

1. 章门

名义：该气穴名是根据其对胸腹某些病症有显著疗效而定的。章，篇章、乐章，如第一章等；门，门户。"章门"即这个篇章之门户。因章门位于胸腹之侧，故其实际含义是治疗胸腹某些病症的好部位。

体位：侧卧位。

位置：在侧腹部，第 11 肋游离端的下方。《针灸甲乙经》："在大横外，直脐季肋端。"

方向：垂直。

深度：2 ～ 2.5cm。

反应：局部抽麻等。

神经：分布着第 10 肋间神经。

主治：胸膜炎、哮喘、急性胃肠炎、肝炎、胆囊炎等。

2. 带脉

名义：该气穴名是根据其位于带脉（古人描述）之范围内而定的。

体位：侧卧位。

位置：在章门穴直下与脐平行线相交点。《针灸甲乙经》："在季肋下一寸八分。"

方向：垂直刺入。

深度：2 ～ 2.5cm。

反应：局部抽麻等。

神经：分布着肋下神经。

主治：月经不调、腰痛等。

第五节　下腹及背部

下腹及背部气穴共 38 个，分为背正中线、背正中旁线、背侧 1 线、背侧 2 线、前正中线、前正中旁线、前侧 1 线、前侧 2 线、前侧 3 线。

一、背正中线

背正中线共 3 个气穴。

1. 悬枢

名义：该气穴名是根据其直下的脊骨空里髓而定的。悬，悬吊；枢，中枢。"悬枢"直意即悬吊的中枢。因悬枢位于十三椎节下间。现代解剖证明十三椎节下间即第 1 腰椎下缘，成人脊髓下缘即在此处悬吊。可见古人在当时已清楚地知道脊骨空里髓，并称其为枢，特命名"悬枢"。

体位：坐位或卧位。

位置：在第 1 腰椎棘突下。《针灸甲乙经》："在第十三椎节下间。"

方向：垂直刺入。

深度：1.5 ～ 2cm。

反应：局部抽麻。

神经：分布着第 1 腰神经后支。

主治：腰痛、背痛、过敏性肠炎等。

2. 命门

名义：该气穴名是根据其对某些重要病症有显著疗效而定的。命，生命；门，门户。"命门"即生命的门户。

体位：坐位或卧位。

位置：在第 2 腰椎棘突下。《针灸甲乙经》："在第十四椎节下间。"

方向：垂直刺入。

深度：1.5 ～ 2cm。

反应：局部抽麻。

神经：分布着第 2 腰神经后支。

主治：腰痛，急、慢性胃炎，遗精，阳痿，消化不良等。

3. 腰阳关

名义：该气穴名是根据其对腰部病症有特殊疗效而定的。

体位：坐位或卧位。

位置：在第 4 腰椎棘突下。《针灸甲乙经》："在第十六椎节下间。"

方向：垂直刺入。

深度：1.5 ～ 2cm。

反应：局部抽麻等。

神经：分布着第 4 腰神经后支。

主治：腰痛、腰骶神经根炎、根性坐骨神经痛、月经不调、功能性子宫出血、急性膀胱炎、小儿夜尿等。

二、背正中旁线

背正中旁线共 13 个气穴。

1. 三焦俞

名义：该气穴名是根据其对三焦部位某些病症有显著疗效而定的。

体位：坐位或卧位。

位置：在第 12 胸椎棘突下至第 1 腰椎棘突顶点的中央，平行往外移 3cm。《针灸甲乙经》："在第十三椎下两旁各一寸五分。"

方向：直刺。

深度：2 ～ 4cm。

反应：局部抽麻等。

神经：分布着第 1 腰神经后支。深层是第 1 腰椎横突下和椎间孔，此孔发出

111

的神经根系第 1 腰神经根，支配肾、结肠的第 1 腰交感神经节的节前纤维（白交通支）和感觉纤维。

主治：急、慢性肾炎，遗精，阳痿，早泄，泌尿系结石，急性肾盂肾炎，遗尿，消化不良，过敏性结肠炎，腰痛等。

2. 肾俞

名义：肾俞即治疗肾病症的腧穴。针刺该部位对部分肾病症有显著疗效，特命名"肾俞"。临床多治疗泌尿系病症，这可能与该部位经脉与泌尿系有特殊联系有关。

体位：卧位。

位置：在第 2 腰椎棘突尖部，平行往外移 3cm。《针灸甲乙经》："在第十四椎下两旁各一寸五分。"

方向：直刺。

深度：2 ～ 4cm。

反应：局部抽麻等。

神经：分布着第 2 腰神经后支。深层是第 2 腰椎横突下和椎间孔，此孔发出的神经根系第 2 腰神经根，支配肾、结肠的第 2 腰交感神经节的节前纤维（白交通支）和感觉传导纤维。

主治：急性肾盂肾炎、慢性肾炎、遗精、阳痿、早泄、泌尿系结石、遗尿、消化不良、过敏性结肠炎、腰痛等。

3. 气海俞

名义：该气穴名是根据其位于气海穴前后相应部位而定的。

体位：卧位。

位置：在第 3 腰椎棘突尖部中央，平行往外移 2.5cm。《针灸资生经》："在第十五椎下两旁，相去脊各一寸五分。"

方向：直刺。

深度：2 ～ 3cm。

反应：局部抽麻等。

神经：分布着第 3 腰神经后支。深层是第 3 腰椎横突下和椎间，此孔发出的神经根系第 3 腰神经根，支配直肠、膀胱、子宫的第 3 腰交感神经的节前纤维（白交通支）和感觉传导纤维。

主治：月经不调、子宫内膜炎、附件炎、急性膀胱炎、小儿夜尿、尿失禁、便秘、痔疮等。

4. 大肠俞

名义：该气穴名是根据其对大肠病症有显著疗效而定的。对大肠病疗效好的原因是此处经脉属腰骶部经脉，其入腹里，属络大肠、膀胱、子宫等。该穴名虽然是"大肠俞"，但是对遗尿、痛经等均有效。为了维护习惯命名，目前仍应用"大肠俞"。

体位：卧位。

位置：在第 4 腰椎棘突下，平行往外 2.5cm。《针灸甲乙经》："在第十六椎下两旁各一寸五分。"

方向：直刺，或向中线偏斜刺。

深度：3 ～ 4cm。

反应：局部抽麻等。

神经：分布着第 3 腰神经的后支，深层为腰丛。

主治：肠炎、菌痢、消化不良、便秘、小便不利、遗尿、痛经等。

5. 关元俞

名义：该气穴名是根据其位于关元穴前后相应部位而定的。该气穴位于腰骶部经脉范围，因其内属大肠、膀胱、子宫等脏器，所以可治疗这些脏器之病症。

体位：卧位。

位置：在第 5 腰椎旁 2.5cm。《太平圣惠方》："在第十七椎两旁，相去同身寸一寸半。"

方向：直刺。

深度：3 ～ 4cm。

反应：局部抽麻等。

神经：分布着第 5 腰神经后支。

主治：腰痛、腹泻、痢疾、慢性肠炎、慢性盆腔炎、小便困难、月经不调等。

6. 小肠俞

名义：该气穴名是根据其对小肠病症等有特殊疗效而定的。此处经脉属腰骶部经脉范畴，入腹里，属络大肠、膀胱、子宫等脏器。该穴名虽然是"小肠俞"，但对大肠、膀胱、子宫病症也有显著疗效。

体位：卧位。

位置：在第 1 骶椎棘突下旁开 3.5cm。《针灸甲乙经》："在第十八椎下两旁各一寸五分。"

方向：直刺。

深度：3 ～ 4cm。

反应：局部抽麻等。

神经：分布着第 1 骶神经后支外侧支、第 5 腰神经后支。

主治；肠炎、盆腔炎、骶髂关节炎、腹泻、小便困难、尿失禁、遗尿、月经不调等。

7. 膀胱俞

名义：该气穴名是根据其对膀胱病症有显著疗效而定的。此处属腰骶部经脉范围，属络大肠、膀胱、子宫等，不仅对膀胱病症疗效好，而且可治疗大肠、子宫等病症。

体位：俯卧位。

位置：在第 2 骶椎棘突下旁开 3.5m。《针灸甲乙经》："在第十九椎下两旁各一寸五分。"

方向：直刺。

深度：3 ～ 4cm。

反应：局部抽麻等。

神经：分布着第 1、2 骶神经后支外侧支，并有交通支与第 1 骶神经交通。

主治：腰脊强痛、腹泻、尿急、尿频、排尿困难、尿失禁、月经不调、阴部肿痛等。

8. 中膂俞

名义：该气穴名是根据其在脊椎两旁肌肉隆起之下而定的。

体位：俯卧位。

位置：在第 3 骶椎棘旁开 3.5cm。《针灸甲乙经》："在二十椎下旁各开一寸五分。"

方向：直刺。

深度：3 ～ 4cm。

反应：局部抽麻等。

神经：分布着第 1 ～ 4 骶神经后支外侧支。

主治：腰骶部疼痛、腹胀等。

9. 白环俞

名义：该气穴名是根据其所在部位而定的。

体位：俯卧位。

位置：在骶管裂孔上旁开 3.5cm。《针灸甲乙经》："在第二十一椎下旁各一寸五分。"

方向：直刺。

深度：3 ～ 4cm。

反应：局部抽麻等。

神经：分布着臀下皮神经和第 1 ～ 3 骶神经后支外侧支所组成的神经干、臀下神经，深层正当阴部神经。

主治：坐骨神经痛、下肢瘫痪、子宫内膜炎、肛门疾病、盆腔炎、小便困难、遗精等。

10. 上髎

名义：该气穴名是根据其所在部位而定的。髎，孔穴；上，上面。"上髎"即八髎中居于上者。

体位：俯卧位。

位置：在第 1 骶后孔处。《针灸甲乙经》："在第一空腰髁下一寸，挟脊陷者中。"

方向：直刺。

深度：2.5 ～ 4cm。

反应：骶部抽麻等。

神经：分布着第 2 骶神经后支。经骶前孔发出支配膀胱、子宫、直肠的副交感神经的节前纤维和感觉传导纤维。

主治：月经不调、子宫内膜炎、附件炎、急性肾盂肾炎、慢性肾炎、急性膀胱炎、小儿夜尿、尿失禁、便秘、痔疮等。

11. 次髎

名义：该气穴名是根据所在部位而定的。尻骨的 8 个孔为八髎，从上向下居于第二者为次髎。

体位：俯卧位。

位置：在第 2 骶后孔处。《针灸甲乙经》："在第二空挟脊陷者中。"

方向：直刺。

深度：2.5 ～ 4cm。

反应：骶部抽麻等。

神经：分布着第 2 骶神经后支。经骶前孔发出支配膀胱、子宫、直肠等器官的副交感神经的节前纤维和感觉传导纤维。

主治：月经不调、子宫内膜炎、附件炎、急性膀胱炎、尿闭、尿失禁、睾丸炎、便秘、腰骶部痛等。

12. 中髎

名义：该气穴名是根据所在部位而定的。尻骨的 8 个孔为八髎，从上向下居于第三者为中髎。

体位：俯卧位。

位置：在第 3 骶后孔处。《针灸甲乙经》："在第三空挟脊陷者中。"

方向：直刺。

深度：2.5 ～ 4cm。

反应：骶部抽麻等。

神经：分布着第 3 骶神经后支。经骶前孔发出支配膀胱、子宫、直肠等器官的副交感神经的节前纤维。

主治：月经不调、子宫内膜炎、附件炎、急性膀胱炎、尿闭、尿失禁、睾丸炎、便秘、腰骶部痛等。

13. 下髎

名义：该气穴名是根据所在部位而定的。尻骨的 8 个孔为八髎，居于最下者为下髎。

体位：俯卧位。

位置：在第 4 骶后孔处。《针灸甲乙经》："在第四空挟脊陷者中。"

方向：直刺。

深度：2.5 ～ 4cm。

反应：骶部抽麻等。

神经：分布着第 4 骶神经后支。经骶前孔发出支配膀胱、子宫、直肠等器官的副交感神经的节前纤维和感觉传导纤维。

主治：月经不调、子宫内膜炎、附件炎、急性膀胱炎、尿闭、尿失禁、睾丸炎、腰骶部痛等。

三、背侧1线

背侧 1 线共 3 个气穴。

1. 肓门

名义：该气穴名是根据其对深部和内脏病症有效而定的。肓，深部脏腑；门，门户。"肓门"即治疗深部脏腑病症的门户。

体位：卧位。

位置：在第 12 胸椎棘突下，平行往外移 6cm。《针灸甲乙经》："在第十三椎下两旁各三寸。"

方向：直刺。

深度：2～3cm。

反应：局部抽麻等。

神经：分布着第1腰神经后支。

主治：慢性肾炎、遗精、阳痿、早泄、泌尿系结石、急性肾盂肾炎、遗尿、消化不良、过敏性结肠炎、腰痛等。

2. 志室

名义：古人认为肾与精神、情感关系密切。该气穴名是根据其对肾病变引起情感、意志等证候有效而定的。

体位：卧位。

位置：在第2腰椎棘突尖部中央，平行往外移6cm。《针灸甲乙经》："在第十四椎下两旁各三寸陷者中。"

方向：直刺。

深度：2～3cm。

反应：局部抽麻等。

神经：分布着腰神经后支。

主治：急性肾盂肾炎、慢性肾炎、遗精、阳痿、早泄、泌尿系结石、遗尿、消化不良、过敏性结肠炎、腰痛等。

3. 胞肓

名义：该气穴名主要是根据其对子宫、膀胱等病症有显著疗效而定的。古人称子宫为"胞"，"肓"指深部。"胞肓"即子宫的深部，形容针刺该部位能治疗子宫的病症。

体位：卧位。

位置：在第1骶椎棘突下，平行往外移6cm。《针灸甲乙经》："在第十九椎下两旁各三寸陷者中。"

方向：直刺。

深度：2～3cm。

反应：局部抽麻。

神经：分布着臀上神经、臀下神经。

主治：月经不调、子宫内膜炎、附件炎、急性膀胱炎、尿闭、尿失禁、睾丸炎、腰骶部痛等。

四、背侧 2 线

背侧 2 线共 1 个气穴。

京门

名义：针刺该部位能治疗某些病症，为了形容和肯定该部位之功效，特命名"京门"。京，国家的首都，京城；门，门户。"京门"即京城之门户。其真实含义即是治疗某些病症的好部位。

体位：侧卧位。

位置：在侧腰部，约第 12 肋游离端下际。《针灸甲乙经》："在监骨下腰中挟脊，季胁下一寸八分。"

方向：垂直刺入。

深度：1.5 ～ 2.5cm。

反应：局部抽麻等。

神经：分布着第 11 肋间神经。

主治：肾炎、腰痛、肋间神经痛等。

五、前正中线

前正中线共 5 个气穴。

1. 石门

名义：该气穴名是根据其对消化功能障碍的特殊功能而定的。其真正含义即是针刺该部位后，胃肠连石头都可以消化。

体位：卧位。

位置：在脐下 5cm。《针灸甲乙经》："在脐下二寸。"

方向：直刺。

深度：2～4cm。

反应：局部抽麻等。

神经：分布着第11肋间神经前皮支。

主治：腹膜炎、细菌性痢疾、肠炎、月经不调、功能性子宫出血、膀胱炎、遗尿等。

2. 关元

名义：该气穴名是根据其对下腹部多种病症有显著疗效而定的。关，关口；元，开始、第一、为首。"关元"直意即首要的关口。其真正含义即治疗下腹部病症的好部位。

体位：卧位。

位置：在脐下7cm。《针灸甲乙经》："在脐下三寸。"

方向：直刺。

深度：2～4cm。

反应：局部抽麻等。

神经：分布着第11、12肋间神经前皮支。

主治：腹膜炎、肠炎、细菌性痢疾、消化不良、急性肾盂肾炎、慢性肾炎、膀胱炎、月经不调、功能性子宫出血、阳痿、遗精等。

3. 中极

名义：该气穴名是根据其所在部位而定的。因该部位在躯体的前中线下极，故命名"中极"。

体位：卧位。

位置：在脐下10cm。《针灸甲乙经》："在脐下四寸。"

方向：直刺。

深度：2～4cm。

反应：局部抽麻等。

神经：分布着第12肋间神经前皮支。

主治：急性膀胱炎、尿频、尿急、小儿夜尿、月经不调、功能性子宫出血、产后感染等。

4. 曲骨

名义：该气穴名是根据其所在部位而定的。古人称该部位之骨为曲骨（今人称耻骨联合处），特命名"曲骨"。

体位：卧位。

位置：在脐下 13cm（在曲骨上中极下 2cm）。《针灸甲乙经》："在横骨上，中极下一寸。"

方向：直刺。

深度：1 ~ 2cm。

反应：局部抽麻等。

神经：分布着髂腹下神经。

主治：遗精、阳痿、膀胱炎、子宫内膜炎、宫颈糜烂等。

5. 会阴

名义：该气穴名是根据其所在部位而定的。古人称外生殖器及肛门为两阴，该气穴在两阴之间，特命名"会阴"。

体位：卧位屈膝。

位置：男性在阴囊与肛门之间，女性在阴唇后联合至肛门之间。《针灸甲乙经》："在大便前小便后两阴之间。"

方向：垂直刺入。

深度：2 ~ 3cm。

反应：局部抽麻等。

神经：分布着会阴神经。

主治：尿闭、便秘、月经不调、阴囊湿疹、痔疮等。

六、前正中旁线

前正中旁线共 4 个气穴。

1. 四满

名义：针刺该部位对腹内某些病症有显著疗效，特命名"四满"。四，四面八方；满，胀满。"四满"指整个腹胀腹满，其真实含义即治疗腹胀腹满的好部位。

体位：卧位。

位置：在石门穴旁开 2cm。《针灸甲乙经》："在中注下一寸。"

方向：直刺。

深度：2～4cm。

反应：局部抽麻等。

神经：分布着第 11 肋间神经前皮支。

主治：腹胀、腹泻、腹痛、遗精、月经不调、痛经、产后腹痛等。

2. 气穴

名义：针刺该部位能治疗下腹部某些病症。气有多种含义，如指病象病名的湿气、脚气、痰气等。"气穴"实际含义即治疗某些病症的部位。

体位：卧位。

位置：在关元穴旁开 2cm。《针灸甲乙经》："在四满下一寸。"

方向：直刺。

深度：2～4cm。

反应：局部抽麻等。

神经：分布着肋下神经。

主治：月经不调，功能性子宫出血，不孕症，产后感染，急、慢性肾炎，小儿夜尿，尿闭，急性膀胱炎，阳痿，遗精，早泄等。

3. 大赫

名义：针刺该部位对下腹部某些病症有显著疗效，为了形容该部位之特殊作用，特命名为"大赫"。赫，明显、盛大。"大赫"直意即非常显著、非常大。其真正含义即治疗下腹部某些病症的好部位。

体位：卧位。

位置：在中极穴旁 2cm。《针灸甲乙经》："在气穴下一寸。"

方向：直刺。

深度：2～4cm。

反应：局部抽麻等。

神经：分布着肋下神经前股和髂腹下神经的分支。

主治：早泄、阳痿、精液缺乏、阴道炎、子宫附件炎等。

4. 横骨

名义：该气穴名是根据其位于横骨附近而定的。

体位：卧位。

位置：在曲骨穴旁2cm。《针灸甲乙经》："在大赫下一寸。"

方向：直刺。

深度：1.5～2.5cm。

反应：局部抽麻等。

神经：分布着髂腹下神经和下部肋间神经的前股。

主治：尿闭、遗尿、尿频、遗精等。

七、前侧1线

前侧1线共4个气穴。

1. 大巨

名义：针刺该部位能治疗下腹部某些病症，古人认为疗效是巨大的，特命名"大巨"。

体位：卧位。

位置：在四满旁4cm。《针灸甲乙经》："在天枢下二寸。"

方向：直刺。

深度：2.5～5cm。

反应：局部抽麻等。

神经：分布着第11肋间神经。

主治：小腹胀满、便秘、小便困难、遗精、早泄等。

2. 水道

名义：针刺该部位能治疗泌尿系统病变引起的排尿障碍，为了肯定和形容该部位之功效，特命名"水道"。

体位：卧位。

位置：在气穴旁 4cm。《针灸甲乙经》："在大巨下一寸。"

方向：直刺。

深度：2～3cm。

反应：局部抽麻等。

神经：分布着第 11 肋间神经。

主治：肠炎、膀胱炎、排尿困难、月经不调、便秘、脱肛、肾炎等。

3. 归来

名义：针刺该部位能治疗妇女停经、月经不调，使月经能重新再来，特命名"归来"。

体位：卧位。

位置：在大赫穴旁 4cm。《针灸甲乙经》："在水道下二寸。"

方向：直刺。

深度：2～3cm。

反应：局部抽麻等。

神经：分布着髂腹下神经。

主治：月经不调、闭经、腹膜炎、肠炎、阴茎痛、阳痿、遗精等。

4. 气冲

名义：该气穴名是根据其所在部位而定的。因为在该部位股动脉不停地搏动，古人认为此现象与气有关，故命名"气冲"。

体位：卧位。

位置：在横骨旁 4cm。《针灸甲乙经》："在归来下，鼠鼷上一寸，动脉应手。"

方向：直刺。

深度：1cm。

反应：局部抽麻，有时向下肢放散。

神经：分布着髂腹股沟神经。

主治：腹痛肠鸣、疝气、外阴肿痛、阳痿、痛经、月经不调等。

八、前侧 2 线

前侧 2 线共 3 个气穴。

1. 腹结

名义：针刺该部位能治疗腹内某些病症，为了形容该部位之显著功效，特命名"腹结"。结，身体健壮、结实。"腹结"直意即腹健壮、结实。其真实含义即是针刺该部位能使腹健壮、结实。

体位：卧位。

位置：在大横直下与阴交穴平行线相交点。《针灸甲乙经》："在大横下一寸三分。"

方向：直刺。

深度：2～4cm。

反应：局部抽麻等。

神经：分布着髂腹股神经。

主治：腹膜炎、细菌性痢疾、肠疝痛、阳痿等。

2. 府舍

名义：针刺该部位能治疗腹内某些病症，为了形容该部位之功效，特命名"府舍"。府，储藏财物的地方（府库）；舍，宿舍。"府舍"直意是储藏财物的府库。其真实含义是治疗腹内某些病症的可贵部位。

体位：卧位。

位置：在腹结直下与中极平行线相交点。《针灸甲乙经》："在腹结下三寸。"

方向：直刺。

深度：2～2.5cm。

反应：局部抽麻等。

神经：分布着髂腹股沟神经。

主治：肠炎、便秘、阑尾炎等。

3. 中门

名义：该气穴名是根据其所在部位而定的。其位于动脉搏动处，特命名"冲门"。

体位：卧位。

位置：在府舍穴直下与曲骨穴平行线向外相交点。《针灸甲乙经》："上去大横五寸，在府舍下横骨两端。"

方向：直刺。

深度：2～2.5cm。

反应：局部抽麻等。

神经：分布着髂腹股神经。

主治：睾丸炎、精索神经痛、子宫内腹炎等。

九、前侧 3 线

前侧 3 线共 2 个气穴。

1. 五枢

名义：针刺该部位对某些病症有显著疗效，特命名"五枢"。

体位：侧卧位。

位置：在带脉穴直下与四满穴平行线相交点。《针灸甲乙经》："在带脉下三寸。"

方向：垂直刺入。

深度：2～2.5cm。

反应：局部抽麻等。

神经：分布着髂腹下神经。

主治：肾炎、膀胱炎、便秘、月经不调等。

2. 维道

名义：针刺该部对腹内某些病症有显著疗效，为了形容和肯定该部位之功效，特命名"维道"。维，系、连结、保护等；道，道路。"维道"直意即连结道路。其真实含义即治疗腹内某些病症的好部位。

体位：侧卧位。

位置：在章门下 13cm。《针灸甲乙经》："在章门下五寸三分。"

方向：垂直刺入。

深度：2cm。

反应：局部抽麻等。

神经：分布着髂腹股沟神经。

主治：慢性阑尾炎、慢性肾炎、睾丸炎、子宫出血、消化不良等。

第六节　下肢部

下肢部气穴共 82 个。

一、内侧前线

内侧前线共 11 个气穴。

1. 大敦

名义：该气穴名是根据其对某些病症有显著疗效而定的。敦，敦厚、厚道。"大敦"直意即非常厚道。其真正含义即是针刺该部位是治疗某些病症的好部位。

体位：坐位或卧位。

位置：在蹞趾外侧，距趾甲角 0.3cm。《针灸甲乙经》："在足大指端，去爪甲如韭叶及三毛中。"

方向：垂直刺入或向内斜刺。

深度：0.3cm。

反应：局部抽麻。

神经：分布着腓深神经的趾背神经。

主治：癫痫、尿失禁、月经不调、功能性子宫出血、急性膀胱炎、习惯性便秘等。

2. 行间

名义：该气穴名是根据其对脚部病变后行走困难有显著疗效而定的。行，行走；间，在一定的地方、时间或人物范围之内，如田间、人间、晚间等。"行间"直意即行走的任何范围。其真正含义即是针刺后能使足运动功能恢复，行走自如。

体位：坐位或卧位。

位置：在踇趾和第2跖趾关节之前的凹陷处。《针灸甲乙经》："在足大指间动脉陷者中。"

方向：垂直刺入。

深度：1～1.5cm。

反应：局部抽麻，有时可达趾尖。

神经：分布着腓深神经，深处为胫神经。

主治：脚肿痛、瘫痪及麻木，癫痫，精神分裂症，脑动脉硬化，哮喘，阵发性心动过速，肝炎，胆囊炎，急、慢性胃肠炎，消化不良，月经过多，尿失禁等。

3. 太冲

名义：该气穴名是根据其对某些病症有显著疗效而定的。太，极，非常；冲，对着，猛烈。"太冲"直意即非常猛烈。其真正含义是针刺该部位对某些病症有非常显著之疗效。

体位：坐位或仰卧位。

位置：在足背侧，第1跖骨间隙的后方凹陷处。《灵枢·本输》："行间上二寸陷者中也。"《针灸甲乙经》："在足大指本节后二寸或曰一寸半陷者中。"

方向：直刺。

深度：1～1.5cm。

反应：局部抽麻，或向上下放射。

神经：分布着腓浅、深神经。

主治：足肿、跖趾关节痛、膝痛、头痛、胁痛、腹泻、月经不调、小便不利等。

4. 中封

名义：该气穴名是根据其对某些病症有显著疗效而定的。中，集中；封，帝王把土地或爵位给人，如封侯等。"中封"直意即集中给予之意。其真正含义即是针刺该部位是治疗某些病症的好部位。

体位：坐位或卧位。

位置：在内踝前下方的凹陷处。《针灸甲乙经》："在足内踝前一寸，仰足取之，陷者中，伸足乃得之。"

方向：直刺。

深度：1～1.5cm。

反应：抽麻感可传至脚趾。

神经：分布着隐神经和腓浅神经的足背内侧皮神经。

主治：踝关节扭伤、脚背肿痛、肠功能紊乱、遗精、膀胱炎、胆囊炎等。

5. 蠡沟

名义：该气穴名是根据其对某些病症有显著疗效而定的。沟，沟通；蠡，分。"蠡沟"直意即沟通分离、条理正常等。其真正含义是能治疗某些病症的好部位。

体位：卧位，屈膝90°。

位置：在胫骨后缘，内踝尖上14cm。《针灸甲乙经》："在足内踝上五寸。"

方向：垂直刺入。

深度：1～1.5cm。

反应：抽麻感可传至脚内侧或膝部。

神经：分布着隐神经和胫神经。

主治：膝关节内侧痛、胫脚肿痛、月经不调、排尿困难、腹股沟淋巴结结核、肠疝等。

6. 中都

名义：该气穴名是根据其对某些病症有疗效而定的。都，都市；中，中间、集中。"中都"实际含义即治疗某些病症的好部位。

体位：卧位，屈膝90°。

129

位置：在胫骨后缘，内踝上 20cm。《针灸甲乙经》："在内踝上 7 寸中，与少阴相直。"

方向：垂直刺入。

深度：1 ～ 1.5cm。

反应：抽麻感可传至脚或传至膝内侧。

神经：分布着隐神经的小腿内侧皮支、胫神经肌支。

主治：膝关节炎、下肢瘫痪和麻木、功能性子宫出血、白带多等。

7. 地机

名义：该气穴名是根据其对某些病症有显著疗效而定的。机，事物发生的枢纽，如生机、危机、转机等；地，地球，人类活动生长的所在部位，如天地等。"地机"直意即大的关键部位。其真正含义即治疗某些病症的关键部位。

体位：卧位，屈膝 90°。

位置：在阴陵泉下 7cm 的胫骨后缘处。《针灸甲乙经》："在膝下五寸。"

方向：垂直刺入。

深度：1 ～ 2.5cm。

反应：抽麻感可传至内踝附近。

神经：分布着隐神经及胫神经。

主治：肝炎、胆囊炎、胃炎、月经不调、子宫内膜炎、急性膀胱炎、遗精等。

8. 阴陵泉

名义：该气穴名是根据其对多种病症有效而定的。陵，大山。"陵泉"即指大泉。因该穴位于阴面，故称"阴陵泉"。其真正含义是治疗某些病症的好部位。

体位：坐位或仰卧位。

位置：在胫骨内髁后下缘的凹陷处。《针灸甲乙经》："在膝下内侧辅骨下陷者中。"

方向：垂直刺入。

深度：1 ～ 2.5cm。

反应：局部抽麻，有时可有触电感传至踝内侧。

神经：分布着隐神经和胫神经。

主治：膝关节炎、膝关节扭伤、遗尿、尿频、肝炎、胆囊炎、胃肠炎、细菌性痢疾等。

9. 内犊鼻

名义：该气穴名是根据其所在部位而定的。因髌骨下中间的髌韧带较高、两侧较低，似牛鼻形状，故称"犊鼻"。其位于内侧者称"内犊鼻"。

体位：坐位，屈膝90°。

位置：在膝部，髌骨与髌韧带内侧凹陷中。

方向：垂直刺入，或针尖微偏中线。

深度：2.5cm。

反应：抽麻感。

神经：分布着隐神经、胫神经肌支等。

主治：膝关节痛、月经不调等。

10. 血海

名义：该气穴名与疗效有关。针刺该部位对月经不调等与血有关的病症有显著疗效，特命名"血海"。

体位：仰卧位。

位置：在股内侧膝上方，股骨内上髁上缘6cm处。《针灸甲乙经》："在膝髌上内廉白肉际二寸半。"

方向：直刺。

深度：1～2.5cm。

反应：抽麻感可传至膝部。

神经：分布着股前皮神经，深层有隐神经。

主治：月经不调、膝关节炎等。

11. 箕门

名义：该气穴名是根据其对某些病症有显著疗效而定的。箕，簸箕，是清除垃圾的器具；门，门户。"箕门"直意即清除垃圾的门户。其真正含义即治疗某些病症的门户。

体位：仰卧位。

位置：在股内侧，股四头肌内侧缘凹陷处（血海穴上 16cm）。《针灸甲乙经》："在鱼腹上越两筋间，动脉应手。"

方向：垂直刺入。

深度：1.5～2.5cm。

反应：抽麻感可传至膝内侧。

神经：分布着闭孔神经和股神经。

主治：功能性子宫出血、子宫内膜炎、月经不调、急性膀胱炎、腹股沟淋巴结炎等。

二、内侧中线

内侧中线共 13 个气穴。

1. 隐白

名义：该气穴名是根据其对某些病症有效而定的。白，清楚，明白。"隐白"直意即隐藏起来的明白部位。其真正含义即治疗某些病症的好部位。

体位：坐位。

位置：在踇趾内侧，距趾甲角 0.3cm。《针灸甲乙经》："在足大指端内侧，去爪甲如韭叶。"

方向：垂直刺入。

深度：0.3cm。

反应：局部抽麻。

神经：分布着腓浅神经的趾背神经和隐神经。

主治：癫痫、多梦、昏迷、急性肠炎、腹膜炎、月经过多等。

2. 大都

名义：该气穴名是根据其对某些病症有显著疗效而定的。都，都城、都市。"大都"直意即大都市。其真正含义即治疗某些病症的大部位。

体位：坐位。

位置：在蹞趾的内侧，跖趾关节之前，蹞展肌停止部下缘的凹陷处。《针灸甲乙经》："在足大指本节后陷者中。"

方向：垂直刺入。

深度：1cm。

反应：局部抽麻。

神经：分布着胫神经分支的足底内侧神经。

主治：胃痉挛、胃溃疡、消化不良等。

3. 太白

名义：该气穴名是根据其对某些病症有显著疗效而定的。太，大、始；白，清楚、明白。"太白"直意即太清楚或非常明白。其真正含义即对某些病症有显著疗效的部位。

体位：坐位或卧位。

位置：在足内侧，第1跖骨小头的后下方凹陷处。《针灸甲乙经》："在足内侧核骨下陷者中。"

方向：垂直刺入。

深度：1cm。

反应：局部抽麻。

神经：分布着胫神经的足底内侧神经。

主治：胃炎，胃、十二指肠溃疡，消化不良，习惯性便秘，脚气等。

4. 公孙

名义：该气穴名是根据其对某些病症有显著疗效而定的。公，平；孙，指儿子的儿子，或孙子以后的各代。"公孙"直意即公公平平的孙子。其真正含义即治疗某些病症的好部位，其好的程度似最好的孙子一样。

体位：坐位或卧位。

位置：在足内侧，第1跖骨前底的前下缘。《灵枢·经脉》："去（足大趾）本节之后一寸。"《针灸甲乙经》："去足大趾本节之后一寸。"

方向：垂直刺入。

深度：1cm。

反应：局部抽麻。

神经：分布着胫神经。

主治：癫痫、心肌炎、胸膜炎、急性胃肠炎、肝炎、足肿痛等。

5. 商丘

名义：该气穴名是根据其对某些病症有显著疗效而定的。商，商量、生意。"商丘"直意即商量的土丘。其真正含义即治疗某些病症的好部位。

体位：坐位或卧位。

位置：在内踝前下方，内踝尖和舟骨粗隆之间的凹陷处。《针灸甲乙经》："在足内踝下微前陷者中。"

方向：垂直刺入。

深度：0.5～1cm。

反应：局部抽麻，有时可传至脚趾。

神经：分布着隐神经，腓浅、深神经。

主治：癫痫、肝炎、胆囊炎、胃炎、附件炎、踝关节扭伤等。

6. 交信

名义：该气穴名是根据其对某些病症有显著疗效而定的。交，付托、相交处、交情；信，诚实、信任、消息。"交信"即诚实的相交处。其含义是治疗某些病症的好部位。

体位：坐位或卧位屈膝。

位置：在胫骨后方，趾长屈肌的后缘，在内踝上缘上5cm。《针灸甲乙经》："在足踝上二寸。少阴前，太阴后，筋骨间。"

方向：垂直刺入。

深度：1～2cm。

反应：抽麻感传至两侧。

神经：分布着隐神经和胫神经。

主治：月经不调、功能性子宫出血、细菌性痢疾、肠炎、急性肾盂肾炎、膝下瘫痪及麻木等。

7. 三阴交

名义：该气穴名是根据三条阴经在此相交而定的。

体位：坐位或仰卧位，屈膝90°。

位置：在胫骨后方，距内踝上缘7cm处。《针灸甲乙经》："在内踝上三寸骨下陷者中。"

方向：垂直刺入。

深度：1.5～3cm。

反应：抽麻感可向上下放射。

神经：分布着隐神经和胫神经。

主治：肝炎，胆囊炎，急性胃肠炎，胃、十二指肠溃疡，急性肾盂肾炎，细菌性痢疾，月经不调，功能性子宫出血，不孕，难产，阳痿，遗精，早泄，急性膀胱炎，尿道炎，膝下瘫痪及麻木等。

8. 漏谷

名义：该气穴名是根据其对内脏某些病症有效而定的。谷，山谷，两山中间的水道，又指两山之间、万丈深谷等。"漏谷"即漏往内部或深层之部位。其真正含义是治疗内脏病症的好部位。

体位：坐位或卧位，屈膝。

位置：在三阴交穴上7cm处的胫骨后缘处。《针灸甲乙经》："在内踝上六寸骨下陷者中。"

方向：垂直刺入。

深度：1.5～3cm。

反应：抽麻感可向两侧放散。

神经：分布着隐神经和胫神经。

主治：急性胃肠炎、消化不良、月经不调、功能性子宫出血、急性膀胱炎、膝关节炎、踝关节扭伤等。

135

9. 膝关

名义：该气穴名是根据其对某些病症有显著疗效而定的。"膝关"即膝的关口。

体位：坐位或卧位。

位置：在胫骨内髁下缘往下 3cm 的胫骨后缘处。《针灸甲乙经》："在犊鼻下二寸陷者中。"

方向：垂直刺入。

深度：1.5 ～ 2.5cm。

反应：抽麻感有时向上下放散。

神经：分布着隐神经和胫神经。

主治：风湿性膝关节炎、下肢疼痛等。

10. 曲泉

名义：该气穴名是根据其对某些病症有效和所在部位而定的。曲，弯曲；泉，从地下流出的水源。"曲泉"直意即在弯曲部位的泉。其真正含义是使膝弯曲的好部位。

体位：坐位或卧位。

位置：在膝内侧横纹头。《针灸甲乙经》："在膝辅骨下，大筋上，小筋下，陷者中。"

方向：垂直刺入。

深度：1 ～ 2cm。

反应：抽麻感可向两侧放射。

神经：分布着隐神经、胫神经和股内侧皮神经。

主治：膝关节内侧痛、细菌性痢疾、阳痿、遗精、月经不调、急性膀胱炎等。

11. 阴包

名义：该气穴名是根据其对下腹部和下肢内侧病症有效而定的。阴，内侧面及内脏；包，包裹、保证。"阴包"直意即包裹阴部。其真正含义是治疗阴部（下腹、脏器及下肢内侧面）病症。

体位：坐位或卧位，屈膝 90°。

位置：在股骨内上髁直上 9cm 处，半膜肌前缘凹陷处。《针灸甲乙经》："在膝上四寸股内廉两筋间。"

方向：垂直刺入。

深度：1.5 ～ 2cm。

反应：抽麻感可向两侧扩散。

神经：分布着闭孔神经和股神经前皮支。

主治：股内侧痛、腰骶部痛、月经不调、小便失禁等。

12. 足五里

名义：该气穴名是根据其所在部位而定的。因其位于箕门上五寸，古人称一里一寸也，又位于下肢，命名为"足五里"。

体位：卧位，腿分开。

位置：在阴廉下 7cm 处的股动脉中处。《针灸甲乙经》："在阴廉下，去气冲三寸，阴股中动脉。"

方向：垂直刺入。

深度：1.5 ～ 2.5cm。

反应：抽麻感可向两侧放射。

神经：分布着髂腹股沟神经和闭孔神经、股神经。

主治：月经不调、消化不良、阴股痛等。

13. 阴廉

名义：该气穴名是根据其对某些病症有显著疗效而定的。阴，阴面；廉，清廉。"阴廉"即位于阴面的清廉部位，这里是位于阴面的好部位。

体位：仰卧，腿分开。

位置：在大腿内侧，当耻骨联合上缘中点旁开 5cm 的气冲穴直下 5cm 处。《针灸甲乙经》："在羊矢下，去气冲二寸，动脉中。"

方向：垂直刺入。

深度：1 ～ 2cm。

反应：局部抽麻，有时向下放射。

神经：分布着股内侧皮神经，深层有闭孔神经的前支。

主治：股痛、月经不调、带下、腹痛等。

三、内侧后线

内侧后线共 9 个气穴。

1. 涌泉

名义：该气穴名是根据其对某些病症有显著疗效而定的。"涌"是指水由下向上冒出来、涌现等；"泉"指地下涌出的水。"涌泉"直意是涌出地面的泉。其真实含义是治疗某些病症的好部位。

体位：坐位或卧位。

位置：在足内踝前下方，足舟骨粗隆前下缘凹陷处。

方向：直刺。

深度：1 ～ 1.5cm。

反应：局部抽麻等。

神经：分布着小腿内侧皮神经及足底内侧皮神经。

主治：足底部疼痛、月经不调、腹泻等。

2. 然谷

名义：针刺该部位对某些病症有显著疗效。然，是、对、当然；谷，指两个山或两块高地间的低凹地带，一头有出口。"然谷"即当然的山谷，其真正含义是通往深层之部位。

体位：坐位或卧位。

位置：在足内侧，舟骨粗隆前下方的凹陷处。《针灸甲乙经》："在内踝前，起大骨下陷者中。"

方向：垂直刺入。

深度：1.5cm。

反应：局部抽麻，有时可传至脚趾。

神经：分布着胫神经。

主治：扁桃体炎、急性胃炎、阳痿、月经不调等。

3. 照海

名义：该气穴名是根据其对某些病症有显著疗效而定的。"照海"即光照大海。这里是指针刺该部位治疗病症的功效似光照的大海。

体位：坐位或卧位。

位置：在内踝直下凹陷处。《针灸甲乙经》："在足内踝下一寸。"

方向：垂直刺入。

深度：1cm。

反应：局部抽麻，有时可传至脚趾。

神经：分布着隐神经和足底内侧皮神经。

主治：精神分裂症、癫痫、咽炎、扁桃体炎、月经不调等。

4. 水泉

名义：该气穴名是根据其对某些病症有显著疗效而定的。"水泉"是指地下泉水，这里是治疗某些病症的好部位。

体位：坐位或卧位。

位置：位于大钟和照海之间。《针灸甲乙经》："去太溪下一寸，在足内踝下。"

方向：垂直刺入或向前斜刺。

深度：1～1.5cm。

反应：局部抽麻，有时可传至脚趾。

神经：分布着胫神经分支和小腿内侧皮神经。

主治：急性膀胱炎、月经不调、消化不良等。

5. 大钟

名义：该气穴名是根据其对某些病症有显著疗效而定的。大，与小相反；钟，指金属制成，敲时发声之物。"大钟"即大警钟。其真正含义是治疗某些病症的敏感点。

体位：坐位或卧位。

位置：在内踝下缘往后，位于跟骨前缘。《针灸甲乙经》："在足跟后衡中。"

方向：垂直刺入或向前下斜刺。

深度：1cm。

反应：局部抽麻，有时可传至脚趾。

神经：分布着胫神经、小腿内侧皮神经。

主治：精神分裂症、脑动脉硬化、失眠、口腔炎、肺结核、阵发性心动过速、消化不良、习惯性便秘、痛经、跟骨骨刺等。

6. 太溪

名义：该气穴名是根据其对某些病症有较好疗效而定的。太，非常、极；溪，山间小溪。"太溪"即非常大的溪。其真正含义是治疗某些病症非常好的部位。

体位：坐位或卧位。

位置：在内踝后缘和跟骨之间凹陷处。《针灸甲乙经》："在足内踝后跟骨上动脉陷者中。"

方向：垂直刺入。

深度：1cm。

反应：局部抽麻，有时可传至脚尖。

神经：分布着胫神经、小腿内侧皮神经。

主治：扁桃体炎、喉炎、口腔炎、哮喘、肺结核、肺炎、糖尿病、阳痿、遗精、早泄、踝关节扭伤等。

7. 复溜

名义：该气穴名是根据其对下肢运动障碍有较好疗效而定的。针刺该部位能治愈下肢瘫痪，患者可行走自如，特命名"复溜"。复，重复，许多；溜，滑行，随意行走。"复溜"即重复地随意行走。其含义是针刺该气穴后疾病痊愈，患者能来回自如行走。

体位：坐位或卧位。

位置：距内踝上缘5cm处的跟腱外缘。《针灸甲乙经》："在足内踝上二寸陷者中。"

方向：垂直刺入。

深度：1cm。

反应：局部抽麻，有时可传至脚。

神经：分布着胫神经分支、腓肠内侧皮神经。

主治：足和下肢瘫痪。对腹膜炎、肠功能紊乱、膀胱炎、踝关节扭伤等也有效。

8. 筑宾

名义：该气穴名是根据其对某些病症有显著疗效而定的。筑，建造、修盖；宾，宾客。"筑宾"即修筑宾客。其实际含义是能使患者感觉像宾客一样的部位。

体位：坐位或卧位，屈膝。

位置：在复溜穴直上，当腓肠肌内侧肌腹下端取之。《针灸甲乙经》："在足内踝上分中。"

方向：垂直刺入。

深度：1.5cm。

反应：局部抽麻，有时可向脚趾放射。

神经：分布着胫神经、胫神经分支、腓肠内侧皮神经。

主治：癫痫、腓肠肌痉挛等。

9. 阴谷

名义：该气穴名是根据其所在部位及对某些病症有显著疗效而定的。针刺该部位对某些病症有效，特别指体内深部的病症，又因其位于下肢阴面，特命名"阴谷"。其直意为位于阴面到达深谷的部位，真正含义是治疗深部病症的好部位。

体位：卧位，屈膝90°。

位置：在腘窝横纹的内侧，胫骨内髁的后部。《针灸甲乙经》："在膝下骨辅骨后，大筋之下，小筋之上，按之应手，屈膝得之。"

方向：垂直刺入。

深度：1～2cm。

反应：局部抽麻。

神经：分布着胫神经、股后皮神经和股内侧皮神经。

主治：癫痫、精神分裂症、阳痿、遗精、早泄、月经不调、功能性子宫出血、膝关节炎等。

四、外侧前线

外侧前线共 14 个气穴。

1. 厉兑

名义：该气穴名是根据其对多种病症有显著疗效而定的。厉，严格，确实；兑，兑现。"厉兑"即确实兑现。其真正含义是针刺该部位对多种病确实有显著疗效。

体位：坐位或卧位。

位置：在足第 2 趾的外侧，距趾甲角约 0.3cm。《针灸甲乙经》："在足大指次指之端，去爪甲角如韭叶。"

方向：直刺或斜刺。

深度：0.3cm。

反应：局部胀痛。

神经：分布着腓浅神经的趾背神经。

主治：癫痫、精神分裂症、癔症、鼻出血、消化不良、局部疼痛。

2. 内庭

名义：该气穴名是根据其对腹内多种病症有疗效而定的。内，内部、内脏；庭，庭院。"内庭"即通往内部的庭院。其真正含义是治疗腹内病症的好部位。

体位：坐位或卧位。

位置：在第 2、3 趾跖趾关节的前方凹陷中。《灵枢·本输》："次指外间。"《针灸甲乙经》："在足大指次指外间陷者中。"《医学入门》："足次指、三指歧骨陷中。"

方向：直刺。

深度：1cm。

反应：局部抽麻。

神经：分布着足背内侧皮神经的趾背神经。

主治：足背肿痛、胃炎、胃溃疡、细菌性痢疾、腹泻等。

3. 陷谷

名义：该气穴名是根据其所在部位而定的。《灵枢·本输》曰："上中指内间，上行二寸陷者中。"即该气穴在第2、3跖骨结合部前方凹陷中。文中的陷中即陷入其谷之意，故名"陷谷"。

体位：坐位或卧位。

位置：在第2趾、第3趾跖趾关节的后方凹陷处。《针灸甲乙经》："在足大指次指外间本节后陷者中，去内庭二寸。"

方向：直刺。

深度：1cm。

反应：抽麻感，可传至脚趾尖。

神经：分布着足背内侧皮神经。

主治：足背肿痛、腹胀腹痛、胸胁支满等。

4. 冲阳

名义：针刺该部位对腹内多种病症及脚部病症有显著疗效。"冲"有对着、猛烈之意；"阳"有明亮、明显之意。"冲阳"直意即猛烈的明亮，突然明亮。其真正含义是治疗腹内及踝关节多种病症有显著疗效的好部位。

体位：坐位或卧位。

位置：在内庭穴的直后方，足背的最高处，第2、第3楔骨的踝关节部。《针灸甲乙经》："在足跗上五寸，骨间动脉上，去陷谷三寸。"

方向：直刺。

深度：1cm。

反应：局部抽麻，有时可传至脚尖。

神经：分布着腓浅神经、足背内侧支神经及胫神经。

主治：足背肿痛，踝关节扭伤、炎症，足瘫痪、麻木，急、慢性胃肠炎，肠功能紊乱，偏头痛等。

5. 解溪

名义：该气穴名是根据其有活血化瘀之功效而定的。针刺该部位能治疗外伤、炎症等引起的踝关节活动障碍及肿胀，为了肯定其疗效，古人特命名"解溪"。解，把束着的东西解开；溪，山里的小河流。"解溪"直意即解开小溪。其真正含义是针刺该部位能治疗踝关节扭伤等引起的肿胀、活动障碍等。

体位：坐位或卧位。

位置：在足背踝关节横纹的中央凹陷处。《针灸甲乙经》："在冲阳后一寸五分，腕上陷者中。"

方向：直刺。

深度：1～1.5cm。

反应：局部抽麻感。

神经：分布着腓浅神经、腓深神经。

主治：踝关节疼痛等。

6. 下巨虚

名义：该气穴名是根据其对腹内脏腑的严重病症有显著疗效而定的。虚，与实相反；巨，巨大。"巨虚"直意即非常虚。其真正含义是针刺该部位能治疗腹内非常虚的病症。又因实践中发现"巨虚"不是一个，而是两个，位于下边的即"下巨虚"。

体位：坐位，屈膝90°。

位置：在胫骨和腓骨之间，在条口下2.5cm。《针灸甲乙经》："在上廉下三寸。"

方向：直刺。

深度：1.5～3cm。

反应：触电感传至脚或伴有脚及胫前突然抽动。

神经：分布着腓浅神经、腓深神经。

主治：下肢瘫痪、麻木，急性胃肠炎，肝炎，肾炎等。

7. 条口

名义：该气穴名是根据其对胃肠系统病症有疗效而定的。条，条理、秩序，如井井有条、有条不紊；口，关口。"条口"直意即有条理的关口。其真正含义是使胃肠功能正常的关口。

体位：坐位，屈膝 90°。

位置：在胫骨和腓骨之间，上巨虚下 5cm。《针灸甲乙经》："在下廉上一寸。"

方向：直刺。

深度：1.5～3cm。

反应：触电感传至脚或伴有脚及胫前突然抽动。

神经：浅层分布着腓肠外侧皮神经，深层分布着腓深神经通过。

主治：下肢瘫痪、麻木，腓神经麻痹，细菌性痢疾，胃肠炎，腹胀，腹痛等。

8. 上巨虚

名义：该气穴名是根据其对腹内脏腑的严重病症有显著疗效而定的。虚，与实相反；巨，巨大。"巨虚"的直意即是非常虚。"巨虚"在此处的真正含义是针刺该部位能治疗腹内非常虚的病症。又因实践中发现"巨虚"不是一个而是两个，故位于上边的称"上巨虚"。

体位：坐位，屈膝 90°。

位置：在胫骨和腓骨之间，在三里穴下 7cm。《针灸甲乙经》："在三里下三寸。"

方向：直刺。

深度：2～4cm。

反应：触电感传至脚或伴有脚及胫前突然抽动。

神经：分布着腓肠外侧皮神经、腓深神经。

主治：下肢瘫痪及感觉障碍、急性胃肠炎、痢疾、便秘、排尿障碍等。

9. 足三里

名义：该气穴名是根据其位于膝下三寸而定的。《针灸甲乙经》曰："在膝下三寸，脐骨外廉。"古人将寸比喻成里，又因其位于膝下，故命名为"足三里"。

体位：坐位，屈膝 90°。

位置：在髌骨下缘下 10cm 处的胫骨和腓骨之间。《针灸甲乙经》："在膝下三寸，脐骨外廉。"

145

方向：直刺。

深度：2～4cm。

反应：触电感传至脚或可伴有膝以下突然抽动。

神经：分布着股神经前皮支、腓肠外侧皮神经、腓深神经。

主治：下肢中枢性及周围性瘫痪、麻木。因该气穴对腹内多种病症有效，故有"肚腹三里留"之说。

10. 外犊鼻

名义：该气穴名是根据其所在部位而定的。因髌骨下中间的髌韧带较高、两侧较低，似牛鼻形状，故称"犊鼻"，其位于外侧者称"外犊鼻"。

体位：坐位，屈膝90°。

位置：在胫骨上端，髌韧带的外侧缘凹陷处，同髌尖平高。《针灸甲乙经》："在膝下上挟解大筋中。"

方向：直刺，或微偏中线。

深度：1～2.5cm。

反应：膝关节内酸、胀、抽等。

神经：分布着腓肠外侧皮神经及腓总神经关节支。

主治：膝关节肿痛、膝关节炎、膝关节损伤等。

11. 梁丘

名义：该气穴名是根据其所在部位而定的。《针灸甲乙经》曰："在膝上二寸。"此部位即股四头肌之间，两侧的股四头肌较高似梁，中间较低似丘，故命名"梁丘"。

体位：坐位。

位置：在髌骨上缘上5cm。《针灸甲乙经》："在膝上二寸。"

方向：直刺。

深度：1～2cm。

反应：局部抽麻。

神经：分布着股神经的肌支和前皮支。

主治：膝关节疼痛、运动障碍等。

12. 阴市

名义：该气穴名是根据其对腹及下肢某些病症有效而定的。针刺该部位对寒疝痛、腹胀满、小腹胀痛、腰脚如冷水、膝寒等症有效，为了肯定该部位疗效，特命名"阴市"。古人将体表称为阳、腹内称为阴，热称为阳、寒称为阴；市，指都市等。"阴市"直意即属阴的都市。其真正含义即是治疗腹部病症、某些股膝病症的好部位。

体位：坐位。

位置：在髌骨上缘 7cm。《针灸甲乙经》："在膝上三寸，伏兔下。"

方向：直刺。

深度：1.5 ～ 2.5cm。

反应：局部抽麻。

神经：分布着股神经前皮支和股外侧皮神经，深层有股神经肌支。

主治：股痛，膝寒、屈伸不利，腹胀，腹痛等。

13. 伏兔

名义：该气穴名是根据其所在部位而定的。《针灸甲乙经》曰："在膝上六寸，起肉间。"此处"起肉"实指股直肌。"伏"有趴、隐藏之意，指该部位似趴着一只兔子，故称"伏兔"。

体位：坐位。

位置：在髌骨上缘 15cm。《针灸甲乙经》："在膝上六寸，起肉间。"

方向：直刺。

深度：2 ～ 3cm。

反应：局部抽麻。

神经：分布着股前皮神经及股外侧皮神经。

主治：股痛、膝肿、下肢瘫痪等。

14. 髀关

名义：该气穴名是根据其对大腿病症有效而定的。髀，大腿；关，关口。"髀关"直意即大腿的关口。其真正含义即治疗髀部病症的好部位。

体位：仰卧位。

位置：在髂前上棘直下与耻骨联合下缘水平线交叉点处。《针灸甲乙经》："在膝上，伏兔后交分中。"

方向：直刺。

深度：2～4cm。

反应：触电感，有时可传至大腿外侧。

神经：分布着股外侧皮神经。

主治：股痛，下肢瘫痪、麻木，慢性子宫内膜炎，腹股沟淋巴结肿大，白带过多等。

五、外侧中线

外侧中线共14个气穴。

1. 足窍阴

名义：该气穴名主要是根据其对脏腑病症有效而定的。窍，窟窿、孔洞、窍门等；阴，体腔内部。"窍阴"即脏腑的孔穴。针刺该部位对脏腑的多种病症有效，为了肯定该部位之功效，故名"窍阴"；又因其位于足部，特命名"足窍阴"。

体位：坐位或卧位。

位置：在第4趾外侧，距趾甲角约0.3cm。《针灸甲乙经》："在足小指次指之端，去爪甲如韭叶。"

方向：直刺。

深度：0.3cm。

反应：局部痛、胀。

神经：分布着腓浅神经的趾背神经。

主治：头痛、眩晕、球结膜炎、扁桃体炎、支气管炎、肺结核、胸膜炎、肝炎、胆囊炎等。

2. 挟溪

名义：该气穴名是根据其对某些病症有显著疗效而定的。挟，仗着自己力量帮助被压迫的人或行为；溪，山间小溪。"挟溪"即挟义之溪。其真正含义即针刺治疗多种病症的最佳部位。

体位：坐位或卧位。

位置：在第 4 趾和第 5 趾的跖趾关节前的凹陷处。《针灸甲乙经》："在小指次指二歧骨间，本节前陷者中。"

方向：直刺。

深度：1cm。

反应：抽麻感可达脚背。

神经：分布着腓浅神经的足背中间皮神经。

主治：头痛、眩晕、球结膜炎、耳鸣、耳聋、腮腺炎、肺结核、乳腺炎、冠心病、肝炎、胆囊炎等。

3. 地五会

名义：该气穴名是根据其对多种病症有效而定的。地，地球，人类生活的场所；会，多方相会。"地五会"直意即多方经脉在足相会之处。其真正含义是治疗多种病症的好部位。

体位：坐位或卧位。

位置：在第 4 跖骨和第 5 跖骨间隙的前端，手指掐得凹陷处。《针灸甲乙经》："在足小指次指本节后间陷者中。"

方向：直刺。

深度：0.5 ～ 1cm。

反应：局部抽麻。

神经：分布着足背中间皮神经、足背外侧皮神经等。

主治：足肿痛、腰痛、结膜炎、耳鸣、肺结核、乳腺炎、胃溃疡等。

4. 足临泣

名义：该气穴名主要是根据其对泣有关的病症有效，以及位于足与头临泣相对应而命名的。针刺该部位对泣有关之病症有效，类似头临泣的功效，又因其位于足，特定名"足临泣"。

体位：坐位或卧位。

位置：在第4跖骨和第5跖骨间隙的后端，手指掐得凹陷处。《针灸甲乙经》："在足小指次指本节后间陷者中。"

方向：直刺。

深度：1cm。

反应：局部抽麻，有时可传至小指尖。

经神：分布着足背中间皮神经、足底外侧神经的分支。

主治：足肿痛、头痛、目痛、癫狂等。

5. 丘墟

名义：该气穴名是根据其所在部位而定的。墟，山下之地。《针灸甲乙经》："在足外廉踝下如前陷者中。去临泣一寸。"足外廉踝下如前陷者中，似高山之下的丘墟之地一样，特命名"丘墟"。

体位：坐位或卧位。

位置：在外踝前下缘，骰骨后上方凹陷处。《针灸甲乙经》："在足外廉踝下如前陷者中。去临泣一寸。"

方向：直刺。

深度：1～1.5cm。

反应：局部抽麻，有时可传至脚尖。

神经：分布着足背中间皮神经分支及腓浅神经分支。

主治：踝关节扭伤、小儿麻痹、足内翻、呕吐、嗳酸、胸胁痛、颈项痛等。

6. 悬钟

名义：该气穴名主要是根据其对某些病症的显著疗效而定的。钟，钟表及规定时间；悬，悬吊、悬挂。"悬钟"直意即悬挂的钟表。其真正含义是该部位似悬挂的钟表一样，针刺后会使病症立刻发生变化。

体位：坐位或侧卧位。

位置：在外踝尖上 7cm 的腓骨前缘处。《针灸甲乙经》："在足外踝上三寸，动脉中。"

方向：直刺。

深度：1 ～ 2cm。

反应：触电感传至脚外侧，有时伴有脚突然背屈。

神经：分布着腓浅神经。

主治：膝以下中枢性及周围性瘫痪、脊髓灰质炎后足内翻、踝关节炎、肝炎、胆囊炎、胃肠炎、肾炎等。

7. 阳辅

名义：该气穴名主要是根据其所在部位而定的，因在辅骨之阳侧，故命名"阳辅"。

体位：坐位或卧位。

位置：在外踝尖上 9.5cm 的腓骨前缘处。《针灸甲乙经》："在足外踝上四寸，辅骨前，绝骨端，如前三分，去丘墟七寸。"

方向：直刺。

深度：1 ～ 2cm。

反应：触电感传至脚背。

神经：浅层分布着腓肠外侧皮神经和腓浅神经。

主治：踝关节扭伤、踝关节炎、膝以下中枢性及周围性瘫痪、偏头痛等。

8. 光明

名义：该气穴名是根据其对眼病症有效而定的。

体位：坐位或卧位。

位置：在外踝尖上 12cm 的腓骨前缘处。《针灸甲乙经》："在足外踝上五寸。"

方向：直刺。

深度：1 ～ 2cm。

反应：触电感传至脚或伴有脚突然背屈。

神经：分布着腓浅神经。

主治：踝关节扭伤、小儿麻痹足内翻、膝以下中枢性及周围性瘫痪、结膜炎、视力障碍等。

9. 外丘

名义：该气穴名主要是根据其所在部位而定的。因该部位在踇长伸肌上，较高，似丘陵，又因在外侧，故命名"外丘"。

体位：坐位或仰卧位。

位置：在外踝上16cm的腓骨前缘处。《针灸甲乙经》："在外踝上七寸。"

方向：直刺。

深度：1～2cm。

反应：触电感传至脚背。

神经：分布着腓浅神经。

主治：小儿麻痹足内翻、膝以下中枢性及周围性瘫痪、腰痛等。

10. 阳交

名义：该气穴名是根据其所在部位经脉分布特征而定的。该部位直下即腓浅神经由深层穿向表层之部位，形容该经脉由阴交到阳（体表），特命名"阳交"。

体位：坐位或侧卧位。

位置：在外踝上16cm。《针灸甲乙经》："在外踝上七寸，斜属三阳分肉间。"

方向：直刺。

深度：1～2cm。

反应：触电感传至脚背。

神经：分布着腓肠外侧皮神经、腓浅神经。

主治：小腿疼痛和运动障碍等。

11. 阳陵泉

名义：该气穴名是根据其对下肢和上腹部的多种病症有显著疗效及位于下肢阳面而定的。陵，有大山之意；泉，指地下流出的水源。"陵泉"即大泉，因该气穴位于膝下外侧，故命名"阳陵泉"。其实际含义是形容该部位为最佳部位。

体位：坐位或卧位。

位置：目前针灸界常用取穴法有两种。①在小腿外侧，腓骨小头前下方凹陷处。②在膝以下，腓骨小头的下缘凹陷处，约在腓骨小头下缘一横指（腓总神经分为腓浅神经与腓深神经，浅层有腓肠外侧皮神经），此处有人称为"后阳陵泉"。《灵枢·本输》："在膝外侧陷者中也。"《针灸甲乙经》："在膝下一寸，腑外廉陷者中。"

方向：直刺。

深度：2～3cm。

反应：触电感传至脚或伴有胫部肌肉突然收缩。

神经：浅层分布着腓肠外侧皮神经，深层有腓总神经分支。

主治：下肢中枢性及周围性瘫痪、麻木，膝关节炎，坐骨神经痛，月经不调，便秘，肝炎，胆囊炎，胃炎等。

12. 膝阳关

名义：该气穴名是根据其对膝多种病症有疗效而定的。

体位：坐位或侧卧位。

位置：在犊鼻外陷者中。《针灸甲乙经》："在阳陵泉上三寸，犊鼻外陷者中。"

方向：直刺。

深度：1～2cm。

反应：局部抽麻，有时可向下放散。

神经：分布着股外侧皮神经末支。

主治：膝关节炎、膝肿痛、小腿麻木等。

13. 中渎

名义：该气穴名是根据其对一些病症有较好疗效而定的。渎，水沟，小渠。"中渎"指集中之渠。其实际含义是治疗病症的好部位。

体位：坐位或侧卧位。

位置：在膝阳关穴直上11cm。《针灸甲乙经》："在髀骨外，膝上五寸，分肉间陷者中。"

方向：直刺。

深度：1～2cm。

反应，局部抽麻，有时可向下放散。

神经：浅层分布着有股外侧皮神经，深层有股神经的肌支。

主治：股外侧皮神经炎，膝关节炎，下肢中枢及周围性瘫痪、麻木等。

14. 风市

名义：该气穴名是根据其对下肢疼痛等病症有显著疗效而定的。中医认为多种腿痛均与风有关，针刺该部位对下肢疼痛等症有显著疗效，为了肯定和形容该部位对下肢疼痛等症之特殊功效，特命名"风市"。风，指与下肢疼痛有关的病症；市，市场。"风市"直意即风的市场，其真正含义是治疗下肢疼痛的最佳部位。

体位：侧卧位。

位置：在膝阳关直上14cm。《针灸资生经》："在膝上7寸，外侧两筋间。"

经验取穴法：直立，两手自然下垂，中指尖处。

方向：直刺。

深度：2～3cm。

反应：局部抽麻，有时可向下放散。

神经：浅层分布着股外侧皮神经，深层有股神经的肌支。

主治：下肢麻痹和疼痛、股神经痛、坐骨神经痛等。

六、外侧后线

外侧后线共21个气穴。

1. 至阴

名义：该气穴名是根据其对脏腑病症有效而定的。古人称体表为阳，胸、腹腔内为阴；"至"有到达之意。为了肯定该部位对脏腑病症的疗效，特命名"至阴"，意思是针刺该部位能达到阴的部位。

体位：坐位或卧位。

位置：在足小趾外侧，距趾甲角0.3cm。《针灸甲乙经》："在足小趾外侧，去爪甲如韭叶。"

方向：直刺。

深度：0.3～0.5cm。

反应：局部抽麻、痛。

神经：分布着腓浅神经和腓肠神经。

主治：头痛、眩晕、结膜炎、鼻炎、感冒、冠心病、肝炎、胆囊炎、阳痿、遗精、急性膀胱炎、月经不调等。

2. 足通谷

名义：该气穴名是根据其对躯体深部病症有效而定的。"谷"有到达底部、深部之含义；"通"即通达之意。"通达"即形容该部位能通达人体的深部。又因其位于足部，故命名"足通谷"。

体位：坐位或卧位。

位置：在足小趾外侧，第5跖趾关节之间的凹陷处。《针灸甲乙经》："在足小趾外侧，本节前陷者中。"

方向：直刺。

深度：0.5cm。

反应：局部抽麻，有时可传至小趾尖。

神经：分布着足底外侧神经的分支。

主治：头痛、眩晕、鼻出血、月经不调、慢性胃肠炎等。

3. 束骨

名义：因其位于第5跖骨小头后下方外侧，第5跖骨成束状，故命名"束骨"。

体位：坐位或侧卧位。

位置：在足外侧，第5趾骨小头的后外侧，赤白肉际的凹陷处。《针灸甲乙经》："在足小趾外侧，本节后陷者中。"

方向：直刺。

深度：1cm。

反应：可有触电感传至脚趾尖。

神经：分布着足底外侧神经。

155

主治：头痛、结膜炎、足外侧痛等。

4. 京骨

名义：因该部位在足外侧大骨下，即第5跖骨粗隆前下方，以此骨名为名，故称"京骨"。

体位：坐位或侧卧位。

位置：在足外侧，第5跖骨底的前外侧，赤白肉际的凹陷处。《针灸甲乙经》："在足外侧大骨下，赤白肉际陷者中。"

方向：直刺。

深度：1cm。

反应：触电感传至脚趾。

神经：分布着胫神经的足底外侧皮神经。

主治：膝痛不可屈伸、腰背急痛不可俯仰等。

5. 金门

名义：在该部位针刺足背外侧皮神经对某些病症有显著疗效，即该部位为最珍贵之门户，特用"金门"来形容。

体位：侧卧位。

位置：在足外踝前下方，骰骨外侧，第5跖骨底后方的凹陷处。《针灸甲乙经》："在足外踝下。"

方向：直刺或往前下斜刺。

深度：0.5～1.5cm。

反应：触电感传至脚尖。

神经：分布着足背外侧皮神经。

主治：膝胫酸痛不能久立、小儿发痫等。

6. 申脉

名义：针刺该部位对胫、踝、足等部位之筋脉拘急、屈伸不利等症有较好疗效，特命名"申脉"。申，陈述、申请；脉，经脉。"申脉"实际含义即申请治疗经脉的部位。

体位：坐位或侧卧位。

位置：在外踝直下，跟骨滑车突下缘，赤白肉际的凹陷处。《针灸甲乙经》："在足外踝下陷者中。"

方向：直刺或往前下斜刺。

深度：0.5 ～ 1.5cm。

反应：触电感传至脚外侧或伴有脚突然背屈抽动。

神经：分布着胫神经的足外侧皮神经。

主治：踝关节扭伤，脑血管疾病引起的足瘫痪、麻木，头痛，眩晕，痛经等。

7. 仆参

名义：针刺该部位能治疗跟骨骨刺、胫以下活动障碍等，为了形容该部位之疗效，特命名"仆参"。仆，伺候人的工役；参，有三种发音，即：cān，参加；cēn，参差不齐；shēn，人参、参星。"仆参"真正含义是治疗下肢瘫痪的最佳部位，病愈后患者下肢灵活有力，似仆人那样殷勤。

体位：坐位或侧卧位。

位置：在昆仑穴直下方，足跟外侧的凹陷处。《针灸甲乙经》："在跟骨下陷者中。"

方向：直刺。

深度：1cm。

反应：触电感传至脚外侧。

神经：分布着腓肠神经跟外侧支。

主治：跟骨骨刺、踝关节扭伤、膝以下疼痛和瘫痪等。

8. 昆仑

名义：该气穴名是根据其所在部位而定的。外踝之后的腓肠神经是该部最大的经脉，针刺该部位疗效显著，为了形容该部位经脉之大和显著疗效，特用最大山脉之名"昆仑"为名。

体位：坐位或侧卧位。

位置：在外踝之后，外踝和跟腱的中间凹陷处。《针灸甲乙经》："在外踝后，跟骨上陷者中。"

方向：直刺或斜刺。

深度：1～2cm。

反应：触电感传至脚外侧。

神经：分布着腓肠神经和腓浅神经。

主治：踝关节扭伤、脚跟肿痛等。

9. 附阳

名义：该气穴名主要是根据经脉由此而分布在足阳面而定的。现代解剖证明，腓肠神经由此处走向前外下，达足外侧上面。"附"有脚背之意，"阳"有表面之意。"附阳"直意即脚背的表面。其真正含义是治疗附阳病症的最佳部位。

体位：坐位或侧卧位。

位置：在外踝上缘 7cm 处的跟腱外侧缘。《针灸甲乙经》："在足外踝上三寸。"

方向：直刺。

深度：1～2cm。

反应：触电感传至脚。

神经：分布着腓肠外侧皮神经和腓浅神经。

主治：踝关节扭伤、足中枢性及周围性瘫痪等。

10. 阳交

名义：该气穴名主要是根据经脉与阳面相交而定的。现代解剖证实，腓肠外侧皮神经在此处向下斜达外侧面（即阳面），可能据此而命名"阳交"。

体位：坐位或侧卧位。

位置：在外踝上 16cm。《针灸甲乙经》："在外踝上七寸，斜属三阳分肉间。"

方向：直刺。

深度：1～2cm。

反应：触电感传至脚。

神经：分布着腓肠外侧皮神经、腓浅神经。

主治：小腿疼痛和运动障碍等。

11. 飞扬

名义：该气穴名是根据其对下肢运动障碍有显著疗效而定的。针刺该部位能使下肢运动功能恢复，患者可扬步如飞，为了形容该部位恢复肌力之功效，特命名"飞扬"。

体位：俯卧位。

位置：在承山穴外下约 3cm。《灵枢·经脉》："去踝七寸。"《针灸甲乙经》："在足外踝上七寸。"

方向：直刺。

深度：1～2cm。

反应：触电感传至脚。

神经：分布着腓神经交通支（腓肠外侧皮神经）。

主治：膝以下运动和感觉障碍、小腿痛、痔疮等。

12. 承山

名义：该气穴名是根据其对下肢某些病症有显著疗效而定的。承，承受；"承山"指能承受之山。下肢疼痛、活动障碍，患者不能站立及行走。针刺该部位能使下肢疼痛消失，活动恢复正常，增强肌力，为了肯定该部位恢复肌力之功效，特用站立时能承受山来形容，故名"承山"。

体位：侧卧位。

位置：在小腿后面正中，腓肠肌两侧肌腹交界的下端，手指掐得凹陷处。《针灸甲乙经》："在兑肠下分肉间陷者中。"

方向：直刺。

深度：2～4cm。

反应：触电感传至脚或伴有膝下突然抽动。

神经：浅层分布着腓肠内侧皮神经，深层为胫神经。

主治：膝以下瘫痪及麻木、腰腿痛、坐骨神经痛、腹泻、便秘、脱肛等。

13. 承筋

名义：该气穴名是根据其对下肢某些病症有显著疗效而定的。古人认为下肢疼

159

痛和活动障碍与经筋病症有关。承，承受；筋，经筋。"承筋"即承受经筋。针刺该部位能使下肢疼痛消失，活动障碍恢复，为了肯定该部位承受筋之作用，特命名"承筋"。

体位：侧卧位。

位置：在合阳与承山两穴连线的中点（约在腓肠肌中央）。《针灸甲乙经》："在腨肠中央陷者中。"

方向：直刺。

深度：2～3cm。

反应：触电感传至脚或伴有膝下突然抽动。

神经：浅层分布着腓肠内侧皮神经，深层为胫神经。

主治：足胫疼痛、膝下瘫痪及麻木、习惯性便秘、痔疮等。

14. 合阳

名义：该气穴名比较特殊，主要是根据通向阳面的经脉在此处相合而定的。因该部位有支配胫深部及前外侧的分支，分别合如胫神经干，故命名"合阳"。

体位：俯卧位。

位置：在委中穴直下5cm。《针灸甲乙经》："在膝约文中央下二寸。"

方向：直刺。

深度：2～3cm。

反应：触电感传至脚或伴有膝下突然抽动。

神经：浅层分布着股后皮神经和腓肠内侧皮神经，深层为胫神经。

主治：下肢中枢性及周围性瘫痪、麻木，膝腿酸重、筋挛急，功能性子宫出血，子宫内膜炎，睾丸炎等。

15. 委中

名义：该气穴名是根据其位于膝关节后中央而定的。"委"有多种含义，其中之一为曲折。人体膝关节能弯曲，即简称"委"。该气穴又位于膝关节的后中央，故命名"委中"。

体位：俯卧位。

位置：在腘窝横纹正中，腘动脉的外侧。《灵枢·本输》："腘中央。"《针灸甲乙经》："在腘中央约文中动脉。"

【附】腘窝在膝关节后面，由股二头肌、半膜肌、半腱肌、腓肠肌、外侧头等围成。腘窝内有腘动、静脉和胫神经通过，胫神经位于动脉外侧，由股后皮神经司皮肤感觉。

方向：直刺。

深度：1～2.5cm。

反应：触电感传至脚或伴有下肢突然抽动。

神经：浅层分布着股后皮神经，深层为胫神经。

主治：下肢瘫痪及麻木、膝关节炎、腰骶痛、坐骨神经痛、腹泻、感冒、鼻出血等。

16. 委阳

名义：该气穴名较特殊，主要是根据其位于膝关节后中央偏外侧而定的。因委有曲折之意，人体膝关节能弯曲，故称"委"；该气穴又在膝关节后中央偏外侧，即偏阳侧，故命名"委阳"。现代解剖证明，腓总神经由此部位斜向前外下至小腿前外侧（阳面），因此，该气穴可能还有委部经脉通行阳面之意。

体位：俯卧位。

位置：在腘窝横纹的外侧，股二头肌腱的内缘。《针灸甲乙经》："出于腘中外廉，两筋间承扶下六寸。"

方向：直刺。

深度：0.5～1.5cm。

反应：触电感传至脚或伴有膝下突然抽动。

神经：浅层分布着股后皮神经，深层有腓总神经。

主治：膝下中枢性及周围性瘫痪、麻木，腰脊强痛，小便不利，小腹胀满等。

17. 浮郄

名义：该气穴名是根据其对下肢运动障碍有效而定的。浮，浮起来；郄，隙。"浮郄"即能浮起来的穴隙。针刺该部位能治疗胫部及脚的活动障碍，为了形容该部位浮起来之疗效，特命名"浮郄"。

体位：俯卧位。

位置：在委中和委阳连线的中点，垂直往上 2.5cm。《针灸甲乙经》："在委阳上一寸，屈膝得之。"

方向：直刺。

深度：0.5～1.5cm。

反应：触电感传至脚或伴有膝下突然抽动。

神经：浅层分布着股后皮神经，深层有腓总神经。

主治：下肢中枢性及周围性瘫痪、麻木，习惯性便秘，肠炎，膀胱炎等。

18. 殷门

名义：该气穴名是根据其对下肢的多种病症有显著疗效而定的。殷，殷勤；门，门户。"殷门"即殷勤之门户。因下肢疼痛和活动障碍，患者常懒于活动，针刺该部位能使下肢的疼痛和活动障碍恢复，患者病愈后行动方便，变得非常殷勤。为了形容该部位之疗效，将此处定为殷勤之门户，故命名"殷门"。

体位：俯卧位。

位置：在承扶与委中连线的中点往上移 2cm。《针灸甲乙经》："在肉（应为浮）郄下六寸。"

方向：直刺。

深度：3～5cm。

反应：触电感传至脚或伴有下肢突然抽动。

神经：分布着股后皮神经和坐骨神经。

主治：腰背部疼痛、坐骨神经痛、下肢瘫痪和麻木等。

19. 承扶

名义：该气穴名是根据其对下肢某些病症有显著疗效而定的。承，承受；扶，扶持。"承扶"即承受扶持。因为下肢疼痛和活动障碍，常需扶拐或扶物行走，针刺该部位能治疗下肢疼痛和活动障碍，患者在不扶拐杖的情况下能自由行走，说明该部位有承受扶持之功效。为了形容和肯定该部位之疗效，故命名"承扶"。

体位：俯卧位。

位置：在臀横纹正中处，臀大肌的下缘，股二头肌和半腱肌之间。《针灸甲乙经》："在尻臀下，股阴肿上约文中。"

方向：直刺。

深度：2.5～5cm。

反应：触电感传至脚或伴有下肢突然抽动。

神经：浅层分布着臀下神经、股后皮神经，深层有坐骨神经通过。

主治：坐骨神经痛、腰骶神经疼痛、下肢瘫痪及感觉障碍、痔疮、习惯性便秘等。

20. 环跳

名义：该气穴名是根据其对下肢的多种病症有显著疗效而定的。环，环曲；跳，跳跃。"环跳"即转圈跳跃。针刺该部位能使下肢的感觉和运动恢复正常，病愈后患者不仅能自由行走，而且能随意乱跳。为了肯定和形容该部位之疗效，特命名"环跳"。

体位：俯卧位或侧卧位。

位置：在骶正中嵴下端，平行往外移8cm，此处夹角约为130°，然后向外下3cm处。《针灸甲乙经》："在髀枢中。"

方向：直刺。

深度：5～10cm。

反应：触电感传至脚或伴有下肢突然抽动。

神经：浅层分布着臀下皮神经、臀下神经，深层为坐骨神经。

主治：坐骨神经痛、腰骶神经根炎、中枢性及周围性瘫痪等。

21. 秩边

名义：该气穴名是根据其对下肢的某些病症有显著疗效而定的。"秩"指秩序；"边"指边缘等。"秩边"即有秩序地在边缘行走。某些疾病可使下肢肌力减弱、行动困难，针刺该部位能使下肢疼痛消失和活动恢复正常，行走时步态灵活自如，可在最边缘处有秩序地行走。为了形容和肯定该部位之疗效，特命名"秩边"。

163

体位：俯卧位或侧卧位。

位置：骶下中嵴下端平行往外8cm（约四横指宽）。《针灸甲乙经》："在第二十一椎下两旁各三寸陷者中。"

方向：直刺。

深度：6～8cm。

反应：触电感传至脚或伴有下肢突然抽动。

神经：分布着臀下神经、股后皮神经及坐骨神经。

主治：坐骨神经痛、下肢瘫痪及麻木、腰骶痛、大便不利、小便难等。

第三章 针刺"会"

中国针灸学家针刺"会"（神、机、经、筋）是重大的发现和发明，数千年来积累了丰富经验，取得了巨大成就。

第一节 概述

早在上古时代，针灸学家针刺"神、机"治病就有明确的标准。

《灵枢·九针十二原》曰："往者为逆，来者为顺；明知逆顺，正行无问。逆而夺之，恶得无虚？追而济之，恶得无实？迎之随之，以意和之，针道毕矣。"

"往者为逆，来者为顺，明知逆顺，正行无问。"句中的"往者"和"来者"，实指在针刺时出现"气至"的逆和顺。因在当时"气至"的概念还没有形成，只能用"往"和"来"形容。"明知逆顺，正行无问"即说知道逆、顺是指"气至"的逆、顺，就大胆去刺，不要再问了。

"逆而夺之，恶得无虚？追而济之，恶得无实"是说逆而夺使针后迎，还能不虚？追而济，将针往内推，还能不实？"迎之随之，以意和之"是说将针迎和随，调整"气至"的程度。"针道毕矣"是说针道就是这些。

《针灸甲乙经·针道第四》曰："形乎形，目暝暝。扪其所痛，索之于经，慧然在前⋯⋯"

"形乎形，目暝暝"是说"形"很难看见，"暝"有闭眼之意。"扪其所痛，索之于经，慧然在前"是说用手指按能出现疼痛，用手指按能摸到条索状、略有弹性之物，则"形"就在眼前。这段经文表述了在"形"中用手指按压能出现疼痛、能探索到"经"。"经"字的出现太可贵了。因前有"粗守形，上守神，神乎神，客在门"之论述，证明在"形"中刺的"神"也称"经"。或者说，在"形"中刺的就是"神经"。这段经文证明，中国针灸学家早在上古时期不仅发现了"神经"，而且用微针刺"神经"治病。经文记载的是事实，更是历史。

后来，在针刺时患者突然出现异常感觉，则用"气"表示。《灵枢·行针》中"或神动而气先针行，或气与针相逢……"即是部分佐证。

接着，"气至"的概念逐渐形成。《素问·六节藏象论》曰："所谓求其至者，气至之时也。""气至"一词自此开始流传、应用。

《素问·针解》曰："经气已至，慎守无失者，勿变更也。"原文非常可贵。不仅对"气至"的认识更加深化，而且对"经"的认识也有了飞跃。

"经气至"是指针刺"经"上出现的"气至"。"气至"就是针刺后患者立刻感到酸、麻、胀、痛、抽等。"慎守无失"是说"经气至"太重要了，应守住，千万不要失去。

"经气至"的出现是中国针刺"神、经"的铁证。如数千年后的今天，西医学中描述的"躯体四肢神经"被针刺中后，立刻会出现类似的异常感觉。

接下来出现了"谷气至"。《灵枢·终始》曰："凡刺之属，三刺至谷气，邪僻妄合，阴阳易居，逆顺相反，沉浮异处，四时不得，稽留淫泆，须针而去。故一刺则阳邪出，再刺则阴邪出，三刺则谷气至，谷气至而止。所谓谷气至者，已补而实，已泻而虚，故已知谷气至也。"

"谷气至"的出现标志着对"气至"认识的飞跃。"谷气至"是针刺"谷"中出现的"气至"。"谷"指肌肉之间的"溪"和"谷"。意思是，将针刺在肌肉的溪、谷之处，即可出现"气至"。"谷气至"就能治疗疑难病症。"邪僻妄合，阴阳易居，逆顺相反，沉浮异处，四时不得，稽留淫泆。"这6句话24个字形容和概述了所治疗的疾病，而且明确了"谷气至"后就"已补而实，已泻而虚"。这说明只要出现"谷气至"，就能获得明显疗效，再不要说补虚、泻实了。

为什么将针刺在肌肉的溪、谷之处即可出现"谷气至"呢？这是因为针刺中了此处的"会"（神、机、经）。早在先秦前，中国医学家就发现并运用其治疗疾病，这是多么可贵呀！

"气穴"即针刺"穴位"时出现"气至"的点。《素问·气穴论》中"气穴之处，游针之居"即是佐证。因"游针"即自由行针，"居"是最后居留的点。由此可知，"气穴之处"就是将针刺在"神、机、经"上，才能出现"气至"。

后来，"气至"这个词被广泛使用，而且还出现了类同之词。如《灵枢·热病》中"气下乃止"及《灵枢·终始》中"气和乃止""气调而止"即是部分佐证。这些经文中有"乃止""而止"，其要求出现"气至"则出针，这也是对"气至"认识的深化，一旦出现"气至"就能获得明显疗效。正如《灵枢·九针十二原》所说："刺之而气不至，无问其数；刺之而气至，乃去之，勿复针。刺之要，气至而有效；效之信，若风之吹云，明乎若见苍天，刺之道毕矣。"

经文中不仅论述了针刺时必须出现"气至"，而且描述了出现"气至"后获得的疗效，如同风吹乌云散，立刻见苍天。

针灸学家们对"气至"越用体会越深，越用感悟越多。

《灵枢·经筋》曰："治在燔针劫刺，以知为数，以痛为输。"

"燔针劫刺"是说将针加温后可取得好的疗效。当代医学家认为将针体放在酒精灯上烧成白色，温度高达1000℃，再快速刺入体内，称其为"燔针劫刺"，其实是不确的。因为在公元前，一般民用的"火"根本烧不红针，更不要说发白了，那时还没有"酒精"，当然不会有"酒精灯"。

"以知为数"是说在针刺的时候，以患者知道为数。患者知道就是患者突然感到了酸、麻、胀、痛、抽等异常感觉，此时应该停止针刺。"以知为数"实为针刺"节之交三百六十五会"的特殊体验和描记。刺"筋"就是在"三百六十五会"进行针刺。

"以痛为输"是说以疼痛的部位为穴。就是说，患者主观有疼痛的部位和（或）用手指按压时有疼痛的部位，即针刺的部位。其与"扪其所痛，索之于经，慧然在前"意思类同。

《标幽赋》曰："轻、滑、慢而未至，沉、涩、紧而已至。"其意即在针刺时，医生的手感到针尖处轻、滑、慢，就是气还未至；若手感到针尖处突然变得沉、涩、紧，就是已经"气至"。经文没有描述原因，只有结果。为什么会出现这些结果呢？因为将针刺在"会"（神、机、经）上，其受到刺激突然兴奋，致使被支配的肌肉产生明显收缩，作用于针尖处，所以这时持针的手会感到针尖处突然变得沉、涩、紧。

《针灸大成》曰："凡刺浅深，惊针则止。"不管针刺深浅，只要惊动针就停止。刺中"会"（神、机、经）时，使支配的肌肉突然收缩，故而惊动了针。

"气至"是个简单而普通的词，中国针灸学家们探索了数千年、论述了数千年、应用了数千年，直到今天，当代针灸学家们仍然企盼"气至"。只有出现"气至"，才然能获得较好疗效。

笔者认真研究后发现，中国历代针灸学家们所描述"气至"的种种现象，皆是刺中躯体四肢的"周围神经"后出现的异常感觉和反应。

为什么将针刺在躯体四肢"周围神经"上会立刻出现明显异常感觉和运动反应呢？这是因为位于躯体四肢的"周围神经"是感觉和运动的混合神经（除面神经和三叉神经外），其传入多种感觉信息和传出运动信息。针刺后，神经立刻将针刺的信息分别传递到脑和所支配的肌肉，即突然出现酸、麻、胀、痛、抽等异常感觉和相关肌肉收缩产生运动反应。肌肉收缩，持针的手才能感到沉、涩、紧等。

为什么将针刺在躯体四肢的"周围神经"后能获得快而好的疗效呢？这是一个奇妙而有趣的话题，《灵枢·九针十二原》曰："调其血气，营其逆顺出入之会。"其意是说针刺后可以调整病损部位血流量和氧气含量，营养传递出入信息的"会"（神、机、经）等物质。

笔者下面用现代汉语和西医学知识试解这个问题。

人类的皮肤有复杂的感觉功能。皮肤触碰物体后，其上感受器探知的信息，通过神经传递到大脑，进行分析、处理。将针直接刺在传导感觉信息的神经上，立刻产生巨大的反应，迅速出现明显的酸、麻、胀、痛、抽等异常感觉。人脑接收到的是巨大的、伤害性的刺激，立刻进行血管扩张、血流加快、白细胞增多等应急处理，使其恢复新的常态。这是一个非常复杂的过程，从病理损害的角度容易说清。临床出现的体征和症状是由相关器官和（或）组织出现的病理改变决定的。病损后，病变区的组织处于坏死和（或）因缺血、缺氧失去功能等特殊状态。将针刺在相关的"周围神经"上，产生强大的异常兴奋，立刻将强烈异常的信息传递到脑的相关部位，当即打破了病损区的信息布局和状态，迅速处理新乱象。在新的安排和布局的过程中，病损区缺氧和缺血的组织出现血管扩张、血流量增加，将较多的血液和氧气供给缺血的组织，立即激活缺血和（或）被抑制的组织，使其功能改变或恢复。这个复杂的过程在几秒、几分钟内即可出现。调整后的新常态使患者的体征和症状也得到了不同程度的改变。这可能就是"效之信，若风之吹云，明乎若见苍天"的原因。

"气至"是刺中"神经"，出现异常感觉和抽动反应的代名词。读懂了"气至"的真正含义，就能读懂"针刺神经"了。

"气至"像一座丰碑，铭刻着中国"针刺神经"的历史和变迁。

"气至"是一把钥匙，能打开中国"针刺神经"最大的纠结。

"气至"是一座金桥，能使中国"针刺神经"一举跨入当代的科学世界。

上述仅是针刺"会"（神、机、经）的历史和概况，笔者据此挖掘出针刺"会"（神、机、经）的关键技术，现论述于后。

第二节 针刺"会"（神、机、经、筋）的技术

一、部位指按定

"部位指按定"是重要经验之一。有经验的医生在确定针刺部位后，再在其范围用手指按压，寻找出现特殊感觉的部位。这个部位即是刺中"会"（神、机、经）的最佳部位。其不仅易刺中，而且还能提高疗效。下述经文即是部分佐证。

《灵枢·背俞》曰："……则欲得而验之，按其处，应在中而痛解，乃其腧也……"《灵枢·卫气》曰："……取此者用毫针，必先按而在久应于手，乃刺而予之。"《灵枢·五邪》曰："……以手疾按之，快然，乃刺之。"《难经·第七十八难》曰："当刺之时，先以左手压按所针荥俞之处，弹而努之，爪而下之，其气之来，如

动脉之状，顺针而刺之……"《灵枢·经筋》曰："……以痛为输……"

从上述经文可知，要求按压出现痛解、应手、快然、气来、疼痛等特殊感觉是为了确定更准确的部位，针刺"会"（神、机、经）。

早在数千年前，中国医学家们就知道按压出现这类特殊感受和反应，历代医学家进行了传承、弘扬。直到现在，有经验的医生在针刺前仍然用手指按压确定具体部位。这个经验越用越灵，如能熟悉掌握，即可快速刺中。

数千年来，中国医学家一直用手按压、寻找特殊感觉和反应。如此简单的方法、直白的表述，竟然是寻找"会"（神、机、经）的妙法。久而久之，这种经验升华成了科学、艺术，演变成了文化，我们当然要传承、弘扬。

二、针刺"会"（神、机、经、筋）

针刺"会"（神、机、经、筋）看似简单，实际很难。难的不是技术，而是正确认识。

笔者研究发现，中国针刺治病的五千年，就是探索针刺"会"（神、机、经）治病的五千年。

中国早在数千年前就用诗一般的语言将其描述得出神入化。遗憾的是，后代医家在传承时错解了原文，使针刺技术走了样。现据原文的真意概述于后。

1.《灵枢·九针十二原》曰："《大要》曰：徐而疾则实，疾而徐则虚。"

该段经文是最早描述针刺神、机的佐证。其出于《黄帝内经》中的《灵枢》，源于很久以前，因《大要》是上古的经文，所以"徐而疾则实，疾而徐则虚"即是上古时期的经文。几千年来，医家们一直在传承、应用。《灵枢·小针解》曰："徐而疾则实者，言徐内而疾出也。疾而徐则虚者，言疾内而徐出也。"这种解释使其变成"徐缓进针而疾速出针""速进针而徐缓出针"。再后来则演变成"徐疾补泻法"。由此而知，几千年来，人们把"徐而疾则实，疾而徐则虚"演变成用针"补虚证、泻实证"的技术，并作为针灸学中的常规补泻法之一。但是，笔者认为"徐而疾则实，疾而徐则虚"根本不是这个意思，在古代即有不同的看法，如《素问·针解》曰："徐而疾则实者，徐出针而疾按之""疾而徐则虚者，疾出针而徐按之"。这种解读与《灵枢·小针解》的意思完全相反。

笔者研究该段经文 40 多年，发现以上两种说法都是错误的。笔者曾撰写《浅析"徐而疾则实，疾而徐则虚"》（《针刺治病》，人民卫生出版社 2005 年出版）和《读"徐而疾则实，疾而徐则虚"新悟》（《针道——读中医经典随笔》，中国中医药出版社 2015 年出版），主要论点大致如下：①经文约有 4000 年，是中国最早的医学经文。②经文出于针刺"躯体四肢神经"治病的高手。③用简练的文字高度概括了刺中"躯体四肢神经"的关键经验。"徐而疾则实"是说在针刺"躯体四肢神经"的过程，如果缓慢往内推时突然出现"气至"现象，即是"实"。这表示针尖已到"实"处，证明已经刺中"躯体四肢神经"。"疾而徐则虚"是说在针刺"躯体四肢神经"的过程，如果针推进的速度比较快，"气至"现象出现得较慢（弱），则是"虚"。这表示针尖还在"虚"处，证明还没有刺中"躯体四肢神经"。④"实"是针尖到了"实"处，表示刺中"躯体四肢神经"，并没有使人体变成"实证"之意。"虚"是针尖仍在"虚"处，表示没有刺中"躯体四肢神经"，并没有使人体变成"虚证"之意。笔者的解读不仅撼动了补虚证、泻实证的根基，而且发现了中国最早针刺"躯体四肢神经"的绝技。

2.《灵枢·九针十二原》曰："凡用针者，虚则实之，满者泄之，菀陈则除之，邪盛则虚之。"

《灵枢·小针解》曰："所谓虚者实之者，气口虚而当补之也。满则泄之者，气口盛而当泻之也。菀陈则除之者，去血脉者。邪胜则虚之者，言诸经有盛者，皆泻其邪也。"《素问·针解》曰："刺虚则实之者，针下热也，气实乃热也。满而泄之者，针下寒也，气虚乃寒也。菀陈则除之者，出恶血也。邪胜则虚之者，出针勿按。"两本书两种说法，后人各据其意，以白话来解读，传承中又增加了"补虚证、泻实证"的刺法。

笔者研究发现，该段经文是早期针刺"躯体四肢神经"的经典论述。经文的句首有"凡用针者"，这一描述将后面的内容全限定在其中。特别是"用针"二字，可以理解成在针刺"躯体四肢神经"的过程中，针尖处的特殊感受。这样就知道"虚者实之"就是在针刺的过程，如果针尖处还是空虚的，就应该让其变成实的感

171

觉。这就是"虚者实之"的本意。"满者虚之"与"虚者实之"相反，即针尖处感到太满了，应该变得虚一些。这就是"满者虚之"的本意。"菀陈则除之"，"菀陈"指在针刺时遇到了特殊阻力，再不能刺进去。"则除之"即遇到这种情况应将针往后退，改变方向再刺。这就是"菀陈则除之"的本意。"邪胜则虚之"即感到邪气太多（古人认为在针刺时如果出现的异常感觉太强烈，即称其为邪气），此时应该将针往后退些，即可使邪气减少。这就是"邪胜则虚之"的真实含义。

3.《灵枢·九针十二原》曰："粗守形，上守神；神乎神，客在门……"

此段经文是早期针刺"躯体四肢神经"的经典，可惜在传承中变了样。如《灵枢·小针解》曰："粗守形，守刺法也。上守神者，守人之血气有余不足，可补泻也。神客者，正邪共会也。神者，正气也。客者，邪气也。在门者，邪循正气之所出入也……"当代人解读时却变了样。"粗守形"是说水平低劣的医生仅守机械的刺法。"上守神"是说高明的医生能辨别人的血气盛衰虚实情况，分别施用补法、泻法。"神"指正气而言。"客"指邪气而言。古代的释文、当今的白话解，将"粗守形，上守神，神乎神，客在门……"描述成补虚证、泻实证的针刺技术，笔者认为是对原文的错误解读。

笔者研究发现，"粗守形，上守神，神乎神，客在门……"是描述针刺"躯体四肢神经"的经典论著。"粗守形"指低劣的医生只知道针刺穴位，而高明的医生则知道在穴位中刺"神"。"神乎神，客在门"是说"神"非常神奇，就像尊贵的客人在穴位中。此处的"神"即"神秘之物"的简称。经笔者研究，"神"实指西医学中的"躯体四肢神经"。

4.《灵枢·九针十二原》曰："粗守关，上守机。机之动，不离其空；空中之机，清静而微，其来不可逢，其往不可追。知机之道，不可挂以发；不知机道，扣之不发，知其往来，要与之期，粗之暗乎！妙哉！工独有之。"

《灵枢·小针解》曰："粗守关者，守四肢而不知血气正邪之往来也。上守机者，知守气也。机之动不离其空中者，知气之虚实，用针之徐疾也。空中之机清静以微者，针以得气，密意守气勿失也。其来不可逢者，气盛不可补也。其往不可追者，气虚不可泻也。不可挂以发者，言气易失也。扣之不发者，言不知补泻之意也，血气已尽而气不下也。知其往来者，知气之逆顺盛虚也。要与之期者，知气之可取之时也。粗之暗者，冥冥不知气之微密也。妙哉！工独有之者，尽知针意也。"当代的白话解使该段经文变得悬疑叠起，神秘莫测。

笔者研究发现，该段经文不仅是中国早期针刺"躯体四肢神经"的经典论著，而且是通过尸解、解剖等研究"躯体四肢神经"的科研论文。

"粗守关，上守机。"即是说低劣的医生只知道针刺"穴位"治病，而高明的医生则知道在"穴位"中刺"机"治病。"机之动，不离其空"是说"机"的活动始终不离开其空间。"空中之机，清静而微"即在机的空间（范围），肉眼看是比较清静的，仅有微微之动。"其来不可逢，其往不可追"是说其内部传递着出入往来的信息，而且主观没有什么感觉，也不能控制。"知机之道者，不可挂以发"是说知道机的要害，针刺时才能不差分毫。"不知机道，扣之不发"其意是如果不知道机的要害，刺了也等于没有刺。"知其往来，要与之期"是说知道机的来龙去脉，就能达到预期目的。"粗之暗乎，妙哉！工独有之"是说低劣的医生什么也看不见（不知道），真奇妙！只有高明的医生才能知道这一切。

由此而知，中国古代医学家早在五千年前即行尸解、解剖和特殊研究，发现了位于穴位中的"机"，外表上看是清静的仅有微微之动，但内部快速传递着出入往来的信息，主观上还不能控制。这显然是指"躯体四肢神经"。因到目前所知，只有"躯体四肢神经"同时传递出（运动）入（感觉）冲动（信息），其他组织没有这个功能。如此神奇的传导功能，当时是如何发现的，用的什么方法，如今都不知道。难道当时有检测神经传导的仪器？这值得进一步研究。不管怎么样，这个发现是伟大的，而且描记得具体生动，令人震惊！

5.《灵枢·九针十二原》曰："欲以微针通其经脉，调其血气，营其逆顺出入之会。令可传于后世，必明为之法。令终而不灭，久而不绝……"

该段经文中的"通其经脉"就是针刺"躯体四肢神经"。"令可传于后世，必明为之法"即说肯定能传于后世，一定要立法保护。"令终而不灭、久而不绝"即说永远不会失传。该段经文不仅确定针刺"躯体四肢神经"能传于后世，而且肯定能世代传承，永远不会消灭。真是千古豪句，令人钦佩、崇敬！

173

以上选的中国古代针刺"会"（神、机、经）的论述，可能只是沧海一粟、冰山一角。尽管如此，足以证明中国古代医学家们针刺"会"（神、机、经）的成就。由此可见，中国医学家早在数千年前已经针刺"会"（神、机、经）治病了。可想而知，中国医学家多么聪慧！中国医学多么先进！针刺"会"（神、机、经）是核心技术、关键技术，一定要正确认识、认真传承。

三、气至为刺中

中国医学家们早在数千年前即用微针刺"会"（神、机、经）治病。后来积累了丰富经验，其中"气至"（得气）已成证明刺中"会"（神、机、经）的依据，如"中气穴""必中气穴""气调而止""得气""气至"即是部分佐证。

《灵枢·终始》曰："……凡刺之属，三刺至谷气，邪僻妄合，阴阳易居，逆顺相反，沉浮异处，四时不得，稽留淫泆，须针而去。故一刺则阳邪出，再刺则阴邪出，三刺则谷气至，谷气至而止。所谓谷气至者，已补而实，已泻而虚，故以知谷气至也。"该段经文不仅把如何针刺能出现"谷气"写得具体生动，而且把"谷气"至的作用和意义描述得出神入化。

《素问·气穴论》曰："……肉之大会为谷，肉之小会为溪；肉分之间，溪谷之会，以行荣卫，以会大气。""溪谷三百六十五穴会……署名气穴所在……"，这些经文详细描述了溪谷之会。

之后，医学家们将"谷气至"统归为"气至"中，并在临床广泛应用。《灵枢·九针十二原》曰："刺之而气不至，无问其数；刺之而气至，乃去之，勿复针。"又说："刺之要，气至而有效。效之信，若风之吹云，明乎若见苍天，刺之道毕矣。"后世医学家们在临床实践中传承、弘扬。

为什么这样讲呢？因为"气至"现象是针刺中"会"（神、机、经）立刻出现的酸、麻、胀、痛、抽等异常感觉，以及医师持针的手感到针尖处有沉、涩、紧等感觉的总称，所以临床应以"气至"为刺中"会"（神、机、经）的依据。

四、迎、随可调整

迎、随可调整这个话题最难讲。迎、随二字是中医耳熟能详之词，说起来大家首先会想到补虚证、泻实证，根本没有听说过针刺"会"（神、机、经）还要靠迎、随调整。

针刺"会"（神、机、经）要迎、随调整，这是个古老而时尚的话题。因中国古代医学家们早在数千年前即应用迎、随的方法调整针刺"会"（神、机、经）的程度。针刺"会"（神、机、经）的最高境界是达到最佳适度，只有迎、随才是最好的调整方法。

1. 补、泻什么

要补、泻，首先要知道补什么、泻什么？不然，怎么补、泻，无从下手。《灵枢·终始》曰："故泻者迎之，补者随之，知迎知随，气可令和。"该段经文称迎随、补泻就是针刺时"气至"的程度，而不是补虚证、泻实证。"气可令和"中的"气"特指"气至"时的气，而不是虚证和实证。

2. 何时补、泻

中国古代医学家们在针刺"会"（神、机、经、筋）时，不是在任何时候都补、泻，只有出现"气至"不当时才进行补、泻。《素问·针解》曰："补泻之时者，与气开阖相合也。"王冰注解说："气当时刻谓之开，已过未至谓之阖……"又云：《针经》曰：谨候其气之所在而刺之，是谓逢时，此所谓补泻之时也。"由此而知，中国医学家们只在针刺"会"（神、机、经）的程度不适当时才进行调整。

3. 何谓补、泻

何谓补、泻？中国医学家研究了几千年、用了几千年，达成的共识是，泻就说迎、补就说随。《灵枢·九针十二原》曰："……泻曰迎之……补曰随之……"据此证明"迎"就是"泻"，"随"就是"补"。

4. 迎、随如何补、泻

迎、随如何补、泻必须说清。古代医学家们对具体补、泻有明确的论述。《难经·七十八难》曰："……得气因推而内之，是谓补；动而伸之，是谓泻……"该段经文言简意赅，精彩绝伦，开头先是"得气"二字，将迎、随、补、泻完全界定在"得气"时。在此基础上，将针往进推（随）就是补，往外伸（迎）即是泻。这句话说清楚了得气后"推为补""伸为泻"，但没有说清为什么这样做？

《灵枢·九针十二原》曰："泻曰迎之，迎之意，必持内之，放而出之，排阳得针，邪气得泄……补曰随之，随之意若妄之，若行若按，如蚊虻止，如留如还，去如弦绝，令左属右，其气故止……"该段经文前半部分说"迎"，后半部分说"补"。"迎"的意思是先将针向内刺，如出现"气至"太强时，则将针向后"迎"，使"气至"减弱或消失。此即"迎"能泻的基本意思。"补"是在"气至"不足时进行，即非常缓慢进针，到"气至"明显即停止。这就是"随"能补的基本意思。

这段经文论述的就是迎随进行补泻的具体方法和技术，实为调控针刺"会"（神、机、经）程度的绝技。

上述解释是笔者对中国古代医学家们针刺"会"（神、机、经、筋）时进行迎随、补泻的认识，写到这里不禁觉得激动、感慨，更对古人崇拜、敬仰。

中国调整针刺"气至"程度的技术，就是调整针刺"会"（神、机、经、筋）程度的绝技，这是中国古代医学家们的伟大发现和发明，我们应该认真传承、大力弘扬。

以上描述的是中国医学家们针刺"会"（神、机、经、筋）的四个主要环节，也是关键技术，必须正确认识、大力弘扬。

针刺"会"（神、机、经、筋）时，只能轻刺，不能过度刺激，一旦损伤可引起瘫痪。《灵枢·邪气脏腑病形》中"中筋则筋缓"即是佐证。

针刺"会"（神、机、经、筋）时，即便是很有经验的医生，也很少能同时出现典型的酸、麻、胀、痛、抽等感觉，持针的手能感到在针尖处突然变得沉、涩、紧等特殊感受。正如《灵枢·九针十二原》所说："《大要》曰：徐而疾则实，疾而徐则虚。言实与虚，若有若无；查后与先，若存若亡；为虚与实，若得若失。"

针刺"会"（神、机、经、筋）的学问很深，每一个点位都有基本知识和临床实践经验，因此，对常用针刺点的针刺技术，一定要熟悉掌握，才能取得较好疗效。反之则不然。

针刺"会"（神、机、经、筋）必须在无菌条件下进行，每个针刺部位都要用75%的酒精棉球认真消毒。针必须用一次性无菌针灸针。起针时如有出血，应认真按压止血。

第四章 据"节"选"会"（气穴）治病

据"节"选"会"（气穴）治病，即中国古代医学家们据人体节段性支配规律选"会"（气穴）治病。

据"节"选"会"（气穴）要先明确诊断，然后选病变所在节段和邻近节段中的"会"（气穴）、"痛点"、"（脑和内脏）对应体表部位"来治疗疾病。

数千年来，中国医学家们为了提高临床疗效，一直探寻着选"会"（气穴）治病，并积累了丰富经验，很多经验又形成了（门派）派系，不断传承、弘扬。笔者研究发现，众多派系选"会"（气穴）经验的共同（基本）规律是据人体节段性支配规律选"会"（气穴）治病，这也是选"会"（气穴）治病的最高境界。这个过程是实践的过程、积累的过程，更是研究的过程、升华的过程。

要说清这个问题，应先从"节"字说起。

中国古代医学家们对"节"字有独特的用法。《素问·五脏生成》曰："诸筋者皆属于节。"《灵枢·小针解》曰："节之交，三百六十五会者……"

《针灸甲乙经·针道第四》曰："节之交，凡三百六十五会。知其要者，一言而终；不知其要者，流散无穷。所言节者，神气之所游行出入也，非皮、肉、筋、骨也。"《灵枢·九针十二原》曰："节之交，三百六十五会。知其要者，一言而终；不知其要，流散无穷。所言节者，神气之所游行出入也，非皮、肉、筋、骨也。"

数千年来，由于历代医学家们对这些描记和论述解读错误，使"节"字黯然失色、悬疑迭起。

笔者学习、研究这些经文数十载，发现"节"是中国古代医学家们研究人体的伟大成果。"诸筋者皆属于节"是说位于躯体四肢的筋皆属于脊髓旁的节。"节之交，三百六十五会"是说位于髓旁的节多次交叉，分布在躯体的 365 个针刺部位之下的"交会"。"所言节者，神气之所游行出入也"是说位于脊髓旁的"节"能使神之气自由传递出入信息。

中国古代医学家们通过"节之交，三百六十五会"描述了躯体四肢神、机、经、筋的结构特征，但每一个"节"交叉到什么部位却没有细述。"所言节者，神气之所游行出入也"说清了位于脊髓旁的"节"自由传递出入信息，却没有说每个"节"的出入信息传到什么部位……

不过，中国古代医学家用其他方法探究"节"在体表的分布、支配内脏和选"会"（气穴）治病的规律，并获得了巨大成果。如《灵枢·背俞》即是独辟蹊径、开创据"节"选"会"（气穴）治病的典范。

"愿闻五脏之俞出于背者"，证明中国古代医学家们已经发现治疗五脏疾病的"会"（气穴）都在背部。"胸中大俞在杼骨之端，肺俞在三焦之间，心俞在五焦之间，膈俞在七焦之间，肝俞在九焦之间，脾俞在十一焦之间，肾俞在十四焦之间，皆挟脊相去三寸所（两侧各一寸五分），则欲得而验之，按其处应在中而痛解，乃其俞也……"以上描述治疗五脏疾病和在背部的"会"（气穴），只能通过位于脊髓旁的"节"进行联系。后来，从《针灸甲乙经》至今，"背俞"快速发展，数量增加到 20 对，每对"背俞"对相关内脏疾病都有较好的治疗效果。如肺俞、心俞是治疗肺、心病症的最佳点位，肝俞、胆俞是治疗肝、胆疾病的最佳点位。如此种种，令人震撼。

除了"背俞"，还有《灵枢·海论》中的"四海"、《灵枢·卫气》中的"四街"，对选"会"（气穴）皆有新发现。因"四海""四街"的核心内容是头和脑之间、胸之内外、腹之内外有特殊联系，这种联系是通过位于髓旁的"节"传递出入信息而完成的。中国古代医学家们在经文中是这样描述的，在临床也是这样使用的。如脑部疾病在头盖部选"会"（气穴），肺、心疾病选肺俞、心俞、膻中，肝、胆疾病选肝俞、胆俞、期门，胃肠疾病选中脘、天枢、胃俞、大肠俞，泌尿、生殖系统疾病选气海、关元、中极、小肠俞、膀胱俞……由于疗效独特，传承、弘扬至今。以上仅是举例，《针灸资生经》中收集的200多个病症的选"会"（气穴）经验、多数"会"（气穴）的主治性能皆可证明据节选"会"的论点。

以上描述了中国古代医学家们据"节"选"会"（气穴）治病的绝妙方法。

中国古代医学有如此重大的科研成果，能如此科学地选"会"（气穴）方法，我们当然应该认真传承，大力弘扬。如能熟悉掌握头颈部、肩及上肢部、胸部、上腹部、下腹部、下肢部的节段支配规律，临床则能快速选准"会"（气穴）治疗疾病。

第一节　头颈部疾病

头颈部是治疗头、颈疾病的平台，可选其中的名、要、特"会"（气穴）、"痛点"、"脑病损对应头皮部位"进行针刺治疗。

头颈部气穴共67个，分为头区、耳区、眼区、鼻区、口区、颈区。

一、头区疾病

头区26个气穴，主要治疗头和脑的疾病。在头部选"会"（气穴）治疗头和脑疾病，古代已有丰富经验。《灵枢·卫气》曰："气在头者，止之于脑。"《灵枢·海论》曰："脑为髓之海，其输上在于其盖，下在风府。"

笔者研究发现，头盖部的很多"会"（气穴）都有治脑病的特殊功能和精彩故事。有些"会"（气穴）的名称有重要意义和价值。如"悬颅"位于颞前、额后下。"悬"有悬吊之意，"颅"指头颅。两个字合起来就是悬吊的颅。为什么穴名用悬吊的颅？不得而知。在西医学脑的功能图解中，出现了两个悬吊的颅。其位置与悬颅、悬厘基本对应。"天柱"在枕骨下两侧。这个气穴名称很有意思。柱是柱子的意思，天柱即似天一样的柱子。人体中有什么柱子能和天比？当然没有。其实这个"天柱"是最大的科研成果。因小脑等病变可出现共济失调、站立不稳、行走困难，针刺"天柱"后，患者走路不摇摆，能站稳，形容此部位疗效神奇，特命名为"天柱"……这些都是中国医学家们研究针刺头部治疗脑病的科研成果。

笔者结合上述科研成果，在大脑皮层功能定位的对应头皮部位设刺激区进行针刺，见效快、疗效好，令人惊奇，因而据此发明了"头针"。"运动区"治疗对侧偏瘫，"感觉区"治疗对侧感觉障碍，"足运感区"治疗对侧下肢瘫痪、感觉障碍、皮层性多尿，"言语一区"治疗运动性失语，"平衡区"治疗共济失调……头针对脑病疗效独特，因而迅速传遍世界。其实头针不仅是研究据人体之节选"会"（气穴）的成果，更是研究脑部病变，在对应头皮部位针刺"经络"（筋络）治病的成果。

因此，针刺时在头区有两种方法可用：①选名、要、特"会"（气穴）和使用率较高的"会"（气穴）治疗脑病。②在"脑部病变的对应头皮部位"针刺"经络"（筋络）治疗脑病。

中国医学家们早在数千年前就发现人体的"经"是"网络"状的，简称"经络"。《汉书·艺文志·方技略》"医经者，原人血脉、经络、骨髓、阴阳、表里，以起百病之本，死生之分"中的"经络"即是佐证。后在3000年前发现"筋"是"网络"状，特称"筋络"。《素问·六元正纪大论》"民病血溢，筋络拘强"中的"筋络"即是佐证。

"经络"和"筋络"是中国医学家们经过尸解等研究后，发现"经"和"筋"都是"网络"状而得出的科学结论。

人体表的"经络"（筋络）是全覆盖的，仅密度不同；重要部位密度较大，刺激时反应比较明显。

笔者认为，人体的"经"（筋）形成"网络"状，虽有诸多原因，但其中最重要的是保护人体的"网络"。

西医学中描述的"神经"，就是指中医古代描记的"神经""经络""筋络"等。西医学中描述的"神经"不仅和中医古代描记的"神经"二字完全一样，而且都是"网络"状的。

西医学还研究证明，妇女怀孕后在第7周脑和脊髓的胚胎已形成。

人的胚胎由于细胞迅速分裂，胚体内细胞分裂成三层，即外胚层、中胚层、内胚层，总称胚层，再由它们分化成胚体的各种组织和器官。

一般来讲，外胚层形成表皮和神经组织。具体说就是皮肤的表皮和附属结构与神经系统（包括脑、脊髓和脊神经）和感觉器官（主要指眼、耳）。当神经管闭合后，两侧表浅的外胚层就与下面的神经外胚层分离，在神经管后面融合，将来形成皮肤。

脊神经后根在邻近椎间孔处有一椭圆形膨大的脊神经节，内有假单极神经元（感觉神经元）的胞体聚集，其周围突分布于躯体四肢和内脏，成为感觉神经末梢。中枢突组成后根进入脊髓，属感觉性。前根主要由脊髓前角和侧角（运动神经元）发出的（躯体、内脏）运动纤维组成，属运动性。因此，脊神经属于混合性神经。

由此而知，支配脑和内脏与相对应体表之间的"网络"有特殊联络，对应的体表对其直下的器官和内脏都有特殊保护作用。

这个保护"网络"是人体最完善的系统，也是最敏感的系统。一旦对人体不利的刺激触碰该"网络"，将会引起明显反应。由此可知，人体的"经络"（筋络）必须保护，绝对不能伤害。

人类在漫长的进化中，"经络"（筋络）不断遇到不良刺激、反应，再刺激，再反应……久而久之，在人类的基因中形成了不可磨灭的记忆，并传承下来。因此在人的生活中，一旦遇到伤害性刺激即出现强烈反应，迅速应急处理，以保护人体健康。这种进化出来的反应机制不受人的意志控制。在特殊试验中，即使知道这种刺激对人体没有损害，在刺激后这种机制也立刻启动、完成。

中国古代针灸学家们针刺"会"（神、机、经、经络、筋络）治病，就是巧妙地利用了人体"脑神筋（经）系统"的这种特殊反应机制。现将笔者针刺"经络"（筋络）的具体方法概述如下。

1.明确诊断，具体定位

明确诊断是要事。只有明确诊断、确定病变部位（包括多种仪器对脑病变部位的准确定位），才能选准对应头皮部位。

对突然出现严重头痛的患者要排除脑出血、脑蛛网膜下腔出血、颅内血肿等严重疾病。《灵枢·厥病》曰："真头痛，头痛甚，脑尽痛，手足寒至节，死不治。"又说："头痛不可取于腧者，有所击堕，恶血在于内。"切记，能治就治，不能治就不治。

2. 针刺部位

针刺部位是脑病变的对应头皮部位（包括周围和邻近部位）。

3. 针刺深度

直刺 1 ～ 1.5cm，斜刺 3 ～ 4cm。

4. 针刺方法

快速刺入。一手拇指和食指捏住距针尖约 2cm 处的塑料套上。先将针尖对准进针点，手腕背曲使针尖距进针点 15 ～ 20cm，然后手腕突然屈曲，在 0.06 ～ 0.2 秒内使针刺入。通常进针后不捻转、提插。因刺入速度快，患者一般无痛感。进针后一些患者可有热、舒服、松快等感觉。

5. 见效

部分患者针刺入后 3 ～ 5 分钟即可见效，少数患者针刺入后几秒钟即可出现疗效。

6. 针的数量

针的数量通常为 3 ～ 5 个。

7. 留针时间

留针时间为 30 ～ 50 分钟。临床也有个别患者因针刺入后感觉很舒服，不愿意起针，主动要求留针。

8. 起针

快速起针。如有明显出血，应用干棉球按压 30 ～ 40 秒止血；若针孔处仅有点状微出血，按压 2 ～ 4 秒即可止血。起针后用棉球按压，如果棉球无血迹，证明无出血，即不再按压。

9. 疗程

患者有条件的情况下可每周针 3 ～ 5 次。慢性病治疗 3 ～ 4 周可休息 1 周。

二、耳区疾病

耳区共 13 个气穴，皆可治疗耳病。对神经性耳聋和轻度耳鸣有效，听力完全消失者无效。其中应用频率最高的是听宫、听会、耳门。

三、眼区疾病

眼区共8个气穴，皆可治疗眼病。其中对视力障碍、炎症有显效，视力完全消失者无效。其中应用频率最高的是四白、鱼腰、睛明。

四、鼻区疾病

鼻区共5个气穴，主要治疗嗅觉障碍。对轻度障碍有效，完全消失者无效。其中应用频率最高的是迎香。

五、口区疾病

口区共6个气穴，主要治疗面瘫（口眼㖞斜）和面部疼痛。针刺"兑端"后，可使口眼㖞斜时鼻唇沟偏斜对正，特称"兑端"。针刺"地仓""承浆"后，可使口㖞斜恢复正常，喝水、吃饭不漏，特命名为"地仓""承浆"。"大迎"有人说是因迎接"胃气"而得名，其实是因治疗口眼㖞斜疗效好而得名。用"大迎"治好了口眼㖞斜，大笑时面部表情正常，能出面迎接客人，特命名为"大迎"。

中国古代医学家们用口区的"会"（气穴）治疗面瘫（口眼㖞斜）数千年，世代传承，至今仍然是首选方法之一。

为什么应用口区的"会"（气穴）治疗面瘫（口眼㖞斜）数千年不衰呢？其中最主要的原因是在这些"会"（气穴）中，针刺支配口眼部的神、机、经、经脉、经络、筋络。口眼㖞斜，中医也称"风中经络"，针刺病变的"经络"就能使病痊愈，这就是中国古代针刺治疗面瘫的奥妙所在。

六、颈区疾病

颈区共9个气穴。颈后发际内的风府、哑门、天柱、风池等，除治疗颈部、后头部疼痛外，对小脑和脑干病变也有较好的治疗效果。"人迎"直下是颈内、外动脉的分叉处，也是颈动脉窦所在部位，浅刺可降血压，深刺若损伤颈动脉则会危及生命。

头颈部是特别的部位，结构复杂，功能独特，深入研究各区的"会"（气穴），一定会有新的发现。

头颈部针刺时，要防止刺伤脑、眼、耳和颈动脉。

第二节　肩及上肢部疾病

肩及上肢部是治疗肩和上肢病变的平台。肩关节周围炎可在肩关节周围选"会"（气穴）治疗。上肢瘫痪可选肩髃、曲池、合谷等治疗。另外，因为上肢的"会"（气穴）通过髓旁的"节"汇入髓（脊髓），位于头颈部和胸部的节段之间，所以上肢的合谷、内关等气穴可分别治疗头颈部和胸部病损。正如《针灸甲乙经》所说："大椎在第一椎陷者中，三阳、督脉之会。"又说："陶道在项大椎节下间，督脉、足太阳之会。"

第三节　胸部疾病

胸部是治疗胸、背部病变的平台。从胸前到背后，在胸（椎）1～5之间共37个气穴，可治疗胸前、背部、心、肺、气管、咽喉等疾病。

肺、心是胸腔内的主要内脏。中国古代医学家发现，大杼、肺俞、厥阴俞、心俞、膻中、巨阙、内关是治疗肺和心疾病的要"会"（气穴）。

位于胸（椎）1～5之间的37个"会"（气穴）和上肢的很多"会"（气穴）都能治疗胸、背、肺、心疾病。在这么大的范围内，这么多的"会"（气穴）都对肺、心疾病有治疗作用，其根本原因是胸、背、肺、心和这些"会"（气穴）都位于相同的节段或邻近节段。现代神经学知识证明，支配肺、心的交感神经位于胸1～5节之间，上肢的神经与支配肺、心的交感神经关系密切。

由此而知，中国古代医学家们不仅发现了支配肺、心的交感神经位于胸1～5节之间，确定了肺俞、心俞治疗肺、心疾病，而且开创了据"节"选"会"（气穴）治疗肺、心疾病的科学方法。

另外，可在心、肺疾病最疼痛部位的对应体表针刺"经络（筋络）"治疗疾病。临床若突然出现严重胸痛的患者，要注意其是否为急性心肌梗死等严重疾病。《灵枢·厥病》曰："真心痛，手足青至节，心痛甚，旦发夕死，夕发旦死。"如不能排除此病，应立即让患者到有条件的医院检查、确诊、救治。

在胸部针刺时要防止刺入胸腔和脊椎管，损害心、肺和脊髓。

第四节　上腹及背部疾病

上腹及背部气穴是治疗上腹部和背部病变的平台。上腹及背部共48个气穴，可治疗上腹部、背，以及肝、胆、胃、肠疾病。

肝、胆、胃、肠是上腹部的主要内脏。

一、肝胆疾病

肝、胆位于右上腹内、膈下。

中国古代医学家们选肝俞、胆俞、期门、日月、阳陵泉等治疗肝胆疾病，至今仍然一枝独秀，是因为这些"会"（气穴）是支配肝、胆的"节"交叉后形成的。

另外，可在肝胆疾病疼痛部位的对应体表针刺"经络"（经筋）治疗。

二、胃肠疾病

胃、肠位于腹腔内。

中国古代医学家们选胃俞、中脘、天枢、足三里等治疗胃肠疾病，至今兴盛不衰，是因为这些"会"（气穴）是支配胃、肠的"节"交叉而形成的。

另外，可在胃肠疾病疼痛的对应体表针刺"经络"（经筋）治疗。

位于胸（椎）6～12之间的48个"会"（气穴）和下肢的很多"会"（气穴）都能治疗胸、胁、肝、胆、胃、肠疾病。在这么大的范围内，这么多的"会"（气穴）都对肝、胆、胃、肠疾病有治疗作用，其根本的原因即肝、胆、胃、肠和这些"会"（气穴）都位于相同节段或邻近节段。现代神经学知识证明，支配肝、胆、胃、肠的交感神经位于胸6～12节之间，下肢的神经与支配肝、胆、胃、肠的交感神经有密切关系。

由此而知，中国古代医学家们不仅发现了支配肝、胆、胃、肠的神经位于胸6～12节之间，确定了肝俞、胆俞、期门、日月、阳陵泉、中脘、天枢、足三里治疗肝、胆、胃、肠疾病，而且开创了据"节"选"会"（气穴）治疗肝、胆、胃、肠疾病的科学方法。

在上腹部针刺时要防止针刺过深，损害脊髓和肝、胆等。

第五节　下腹及背部疾病

下腹及背部气穴是治疗下腹部、腰骶部病变的平台。下腹及背部38个气穴可治疗下腹部、腰骶部、泌尿系统、生殖系统病变。

泌尿、生殖系统主要位于下腹部。中国古代医学家们运用大肠俞、白环俞、八髎、气海、关元、三阴交等"会"（气穴）治疗泌尿、生殖系疾病，如今仍然是常用之"会"（气穴）。这些"会"（气穴）是支配泌尿、生殖系统的"节"交叉而形成的。

位于十四椎至二十一椎之间的38个"会"（气穴）和下肢的很多"会"（气穴）都能治疗泌尿、生殖系统疾病，其根本的原因是泌尿、生殖系统和这些"会"（气穴）都位于相同节段或邻近节段。现代神经学知识证明，支配泌尿、生殖系统的植物神经位于第14～21节之间，下肢的神经与支配泌尿、生殖系统的植物神经有密切关系。

肾、子宫、膀胱等病变（包括疼痛）可在对应的体表针刺"经络"（经筋）来治疗。

第六节　下肢部疾病

下肢部气穴是治疗下肢病变的平台，选其中的名、要、特"会"（气穴）、"痛点"来治疗。足三里等可治疗上腹部病变，三阴交等可治疗下腹部病变。

在下肢分布着秩边、环跳、承扶、殷门、委阳、委中、合阳、承筋、承山、飞扬等，中国医学家们用这些"会"（气穴）治疗下肢的痹证、疼痛，至今仍是治疗坐骨神经痛的有效方法，这就是中医人探索、研究、认识神经的方法和文化。

针刺秩边、环跳等，要防止刺激过度，损伤神、机、经、筋（神经）。

第五章　临床疗效

在古代，医学家针刺后能获得快而好的疗效。

《灵枢·九针十二原》："刺之要，气至而有效；效之信，若风之吹云，明乎若见苍天，刺之道矣。"

《灵枢·终始》："凡刺之属，三刺至谷气。邪僻妄合，阴阳易居，沉浮异处，四时不得，稽留淫泆，须针而去。"

《灵枢·九针十二原》："今夫五脏之有疾也，譬犹刺也、犹污也、犹结也、犹闭也。刺虽久，犹可拔也；污虽久，犹可雪也；结虽久，犹可解也；闭虽久，犹可决也。或言久疾不可取也，非其说也。夫善用针者，取其疾也，犹拔刺也、犹雪污也、犹解结也、犹决闭也。疾虽久，犹可毕也。言不可治者，未得其术也。"

上述三段经文仅是经典医著中描述疗效的冰山一角，尽管如此，也足以证明针刺疗效快且好。

这些经文是中国古代医学家们用生命和智慧凝聚而成的精华，也是一代代医学家共同验证的精髓，更是中国针刺治病的生命力和灵魂。

试想一下，如果没有疗效，中国的医学家五千年来为什么一直给患者扎针呢？再说中国人又不是傻瓜，如果没有疗效谁愿意让人在自己身上扎针？其目的当然是为了治病，而且针刺治疗疗效显著，中国古代针刺治病方能久传不衰。

不懂中医，没有临床经验，就读不懂这些经文，理解不了这些经文，也不会相信这些经文。只有热爱针刺治病、拥有广泛的知识和丰富的临床经验，才能读懂医学经典中的相关论述，真正体会到其中的奥妙。

经络、筋络皆是宝，学好用好不得了。

节之交三百六十五会，刺之而有效。效之信若风之吹云，明乎若见苍天。

病变（对应）体表"经络"（筋络），刺之而有效。效之信，若风之吹云，明乎若见苍天。

⋯⋯⋯⋯⋯

学好理论知识后，必须在临床多实践，才能掌握真正技术。学好用好，才算真好。

中国古代医学家们能获得快而好的疗效，笔者相信，现代中医学家也一样能获得神奇的疗效。

久练自化，熟极自神。

千古绝论切于理，自我领悟写于中。是非功过任评说，历史将会作抉择。

焦氏头针

课程介绍

头针是打开中医针刺治病殿堂的钥匙。在本课程中，头针创始人焦顺发倾五十余年临床实践与讲学授课经验，系统阐释头针理论基础，并毫无保留地亲授头针基本手法与临床应用，力求将头针这一独立创新、理论独一、疗效显著的绝妙方法原汁原味地传承下去，以期"正传、真传、传承、弘扬"中医针刺治病之道。

课程亮点

独家线上亲传课
焦顺发首次、唯一授权的线上头针亲传课

珍藏纪录片首次公布
拍摄于1976年的影像资料《神奇的针刺麻醉》首次在课程中对外播放

珍贵病例视频分享
全程记录头针的神奇疗效

头针完整课程体系
焦老"理论-诊断-选区-头针术-临床治疗"头针技术倾囊相授

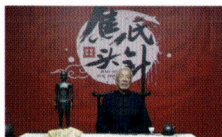

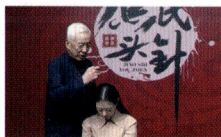

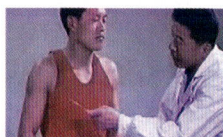

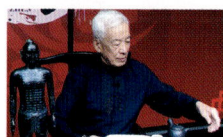

课程价值

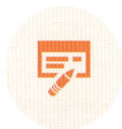

头针学习必备课程
头针创始人亲授课程体系科学完备

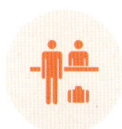

引导中医思考的宝贵资源
焦老详谈头针开创思路与名医同步思考，构建体系，打通脉络

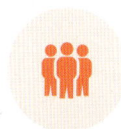

中医人才培养珍贵素材
50余年临床实践思考与总结学术理念分享激励崇高价值追求

课程大纲

"法于往古，验于来今"，头针冲破针灸思想桎梏——

焦老从中医针刺治病中吸纳的创新性针灸思维方式，带来针灸全新认知。

神经系统基本知识，夯实头针基石——

立足课程需求，系统讲解神经系统知识，明确头部解剖结构与精细分工，更好认识脑部疾病。

头针刺激区，焦老见解独到——

头针刺激区是头针的核心，选区治病是决定头针治疗脑病疗效的关键因素。

焦老针刺实操演示，焦氏亲传头针班待遇——

焦老亲身演示头针针刺实操，更有焦老临床实践的独门秘诀分享。

近五十年临床经验分享，真正用头针来治病——

从诊断、选区、治疗、疗效四个维度详细讲解头针能治疗的优势病种。

大家情怀，揭开针刺治病之"道"——

八旬医者，奔波于国内外，惟愿破解中医典籍之真意。看焦老先生以一生浮沉说针灸之"道"。

加官方客服微信了解更多   扫码购买课程